防治骨质疏松的**高钙**食疗方

主编　郭　力　张红丽

编　者（按姓氏笔画排序）：

刘艳君　齐丽娜　孙石春　孙丽娜

李　东　何　影　张　彤　张　楠

张黎黎

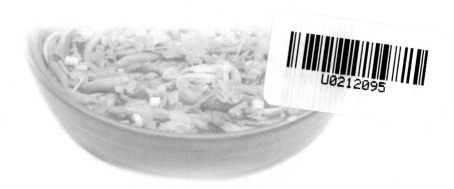

U0212095

中国协和医科大学出版社

图书在版编目（CIP）数据

防治骨质疏松的高钙食疗方／郭力，张红丽主编. —北京：中国协和医科大学出版社，2017.9

ISBN 978-7-5679-0656-3

Ⅰ. ①防…　Ⅱ. ①郭…　②张…　Ⅲ. ①骨质疏松-食物疗法-食谱　Ⅳ. ①R247.1 ②TS972.161

中国版本图书馆 CIP 数据核字（2017）第 093544 号

常见慢性病防治食疗方系列丛书

防治骨质疏松的高钙食疗方

主　　编：郭　力　张红丽
策划编辑：吴桂梅
责任编辑：李　宜

出版发行：**中国协和医科大学出版社**
　　　　　（北京东单三条九号　邮编 100730　电话 65260431）
网　　址：www.pumcp.com
经　　销：新华书店总店北京发行所
印　　刷：中煤（北京）印务有限公司

开　　本：710×1000　　　1/16 开
印　　张：10.75
字　　数：175 千字
版　　次：2017 年 9 月第 1 版
印　　次：2018 年 7 月第 3 次印刷
定　　价：35.00 元

ISBN 978-7-5679-0656-3

（凡购本书，如有缺页、倒页、脱页及其他质量问题，由本社发行部调换）

前　言

骨质疏松症是指单位体积内的骨组织中骨量明显减少，骨质丢失增多，而且骨无机盐和骨基质呈现等比例地减少，使骨组织的正常荷载功能减低，进而骨折危险性增加为特征的一种全身性骨骼退化性疾病。目前，全世界有2亿多人患有骨质疏松，其发病率已跃居常见病的第七位，受到了广泛的关注。随着我国老年人口的增加，骨质疏松症发病率处于上升趋势，是一个值得关注的健康问题。因此，我们应重视骨质疏松症的预防，患有骨质疏松症的患者更应及时治疗。

中医讲"药食同源"，就是人们常说的"药补不如食补，药疗不如食疗"，这是中华五千年文明史的经验总结。因此，人们一直在探索如何选择、搭配、烹调，并根据自己的身体状况科学调理，既吃得美味可口，又吃得营养均衡，既可使摄入的营养成分有利于防病健体，又可美容助颜，延缓衰老，这就是现代营养学的科学饮食调养方法。然而，寻常百姓对各种疾病的食疗知识了解甚少。因此，尽快普及营养科学知识，及时指导人们建立健康、文明、科学的生活方式是当务之急。

本书详细地介绍了骨质疏松症的基础知识和患者的饮食原则，科学系统地介绍了骨质疏松症患者适宜食用的主食、粥、羹、菜肴、汤肴以及茶饮方等食谱。对每一道食谱的原料、制作、用法、功效都作了详细的阐述，并配有精美的插图。

本书融知识性、实用性、科学性和趣味性为一体，为骨质疏松症的防治提供了行之有效的思维方法和食疗防治知识。

由于编者水平有限，书中难免存在疏漏或未尽之处，恳请广大读者批评指正。

郭　力　张红丽
2017 年 8 月

目　录

第一章 防治骨质疏松的基础知识

第一节 关于骨质疏松症

一、骨质疏松症的概念

对于骨质疏松这个名字许多人并不生疏，顾名思义，就是指骨的密度降低了，好像木头朽了一样，骨头上出现了许多孔隙，以至于骨的韧性、强度均下降，骨质量也随之降低，使得骨脆性增加，容易骨折。骨质疏松症是指单位体积内的骨组织中骨量明显减少，骨质丢失增多，而且骨无机盐和骨基质呈现等比例地减少，使骨组织的正常载荷功能减低。骨质疏松症作为一种骨代谢紊乱的全身性的疾病，可以表现在骨骼的不同部位，如颈椎、腰椎、股骨、上肢等，临床表现为骨的钙、磷含量减少，骨的微细结构发生变化，弯曲变形，轻微的外伤即可以发生骨折。恰似钢筋水泥板中的水泥减少了，里面出现了孔隙，骨的微细结构骨小梁出现不连结或变细或者断裂，就好像房子大梁没断，而椽子断了一样，断裂的部位可表现为疼痛。

二、骨质疏松症的危害

骨质疏松症是中老年人常见的疾病，是代谢性骨病中最常见的一种，其发病缓慢、早期症状隐匿，发生骨质疏松性骨折前往往无疼痛或其他症状，但其危害程度并不逊色于心血管疾病、癌症等顽疾，在世界多发病中名列第六位。一旦发生骨质疏松性骨折，特别是髋部骨折，其死亡率高达12%~20%，生存者中约50%残疾，严重影响了中老年人的衣、食、住、行，使中老年人的生活质量和生存质量下降，已经成为老龄化社会卫生保健的一个突出问题。骨质疏松性骨折也是绝经后妇女的主要疾病和主要死亡原因。因此，骨质疏松症带来的危害不容忽视，被医学界称为"寂静的杀手"、"无声无息的流行病"。

骨质疏松症的主要危害有：①导致骨质疏松性骨折、体形畸变。②因骨折后卧床不起而引起呼吸系统和心脑血管疾病如脑炎或血栓等，严重的还可能致死。③骨质疏松引起的体形畸变和行动不便还给患者带来了巨大的经济负担和精神负担。

三、骨质疏松症的发病原因

1. 营养因素

骨质疏松症的发生主要与机体钙缺乏有关。膳食钙不足是最主要的原因。其次还有妨碍钙吸收的因素，比如维生素D不足，钙磷比例不适当、脂肪、植酸、草酸和膳食纤维过高等，都可使钙的吸收减少。

2. 内分泌因素

与骨质疏松有关的重要激素有雌激素、甲状旁腺素、降钙素、甲状腺素、雄性激素、皮质类固醇激素、生长激素、细胞因子等，当内分泌紊乱时，这些激素的量发生了改变，从而影响骨代谢，导致骨质疏松。

3. 生活方式因素

足够的体力活动可刺激成骨细胞活动增加，使骨峰值达到理想状况。活动过少或者过度运动都容易发生骨质疏松症。另外，吸烟、酗酒、高蛋白和高盐饮食、引用大量的咖啡、光照少等都是骨质疏松症的危险因素。

4. 其他因素

长期服用某些药物，如糖皮质激素、甲状腺素、抗癫痫药、肝素、化疗药物等，都可引发骨质疏松。

四、骨质疏松症的症状

1. 骨骼疼痛

大多数骨质疏松患者都会发生骨骼疼痛。疼痛的位置大多不固定，有时是周身疼痛，说不清楚哪根骨头痛，睡在床上翻身痛，走在地上足跟痛，最突出的是腰背痛。

2. 驼背

发生较为严重的脊椎骨折，椎体楔状变形，脊椎变得驼背或侧弯、畸形。若驼背压迫呼吸系统，还可引起呼吸困难。

3. 变矮

脊椎骨承受不了全身的重量，椎体变得扁平而高度减少，身高于是变矮了，严重时会矮上 5~10 厘米。

4. 骨折

骨折是骨质疏松症最大的危害，不少骨质疏松症患者轻轻跌一跤或轻轻碰撞一下就出现骨折，个别人用力咳嗽也容易发生肋骨骨折，甚至同时折断 3~4 根肋骨。

5. 其他

常感精神疲乏，四肢无力，休息后也不容易恢复。稍吃硬、酸、冷或热的东西就容易牙痛，或牙齿碎落。

五、骨质疏松症的易患人群

1. 围绝经期妇女

妇女在绝经期，雌激素水平明显降低，由此而造成体内骨骼的正常生理代谢即骨吸收与骨形成之间的平衡被打破，骨吸收明显高于骨形成，成为骨质疏松症的高危一族。因此，对女性来说，在 35 岁左右，就要注意防止钙的流失，在骨头的成长和巩固期，尽量多储存骨本，增加骨质密度。在进入骨质衰退期以后，则要注意减缓骨质流失的发生。

2. 甲状旁腺功能亢进患者

这类患者甲状腺分泌的甲状旁腺激素增高，促进体内破骨细胞活性增加，使骨钙溶解，从而造成骨量减少。

3. 糖尿病患者

由于体内随着糖代谢障碍存在的蛋白质、脂肪代谢障碍，可使骨的生成及骨对营养物质的吸收失调，成骨细胞活性减弱，而破骨细胞活性相对增强；同时由于糖尿病患者大量排尿，导致大量的钙、磷由尿中排出。

4. 乳糖酶缺乏症患者

一些人饮用牛奶时，奶中的乳糖不能被消化分解吸收而发生腹痛、腹泻等症，这类人也易患骨质疏松症。另外，男性性功能低下、乱用滥用药物和偏食厌食以及缺少体育锻炼、光照射少的人均易患此病。

5. 体重低于标准的人（瘦人）

临床研究显示：瘦者骨质疏松症发生率为 47%，摔倒时比胖人更容易导致骨折。

6. 患慢性消化道疾病或胃肠功能弱的人

缺钙与食物中钙供给不足有关，还有一个重要因素是小肠钙吸收不良。影响钙吸收的因素很多，而慢性胃肠炎、慢性肝病等消化系统疾病最容易阻碍钙吸收。老年人胃肠功能减弱，成年以后，约每增加 10 岁，小肠钙吸收率降低 10%，这也是老年人易患骨质疏松的重要原因。

7. 缺乏户外运动的人

户外活动少，接受日光照射不足，将直接影响体内合成维生素 D。缺乏运动，骨骼缺乏承重和必要的刺激，此时负责骨建造的成骨细胞活性降低，而负责骨更新的破骨细胞活性增强，建造与破坏失去平衡，破坏作用占了主要方面，从而造成骨质疏松。太空宇航员、久卧病床的人易导致骨质疏松，皆由于骨缺乏承重或运动所致。

8. 嗜酒的人

过量饮酒可导致骨质疏松，增加骨折率，其原因是多方面的，如酒中乙醇会抑制骨细胞的增殖、减少骨吸收、影响维生素 D 活化、直接抑制甲状旁腺激素的分泌等。长期饮酒者，食量减少所致营养不良，对肝脏的损伤等也是造成骨质疏松的原因。如果每天饮酒超过 150 毫升，多年以后还有可能导致无菌性股骨头坏死。

9. 长期吸烟的人

据调查，每日吸烟20支者，患骨质疏松的危险就会增加，这一点尚不为许多人所了解。吸烟导致骨质疏松的原因有：烟碱可促使骨吸收增加，使血钙升高，反而抑制甲状旁腺激素的分泌，致使甲状旁腺激素降低，从而导致缺钙；烟碱还会抑制卵巢雌激素合成，雌二醇合成减少，并促使其分解，影响小肠对钙的吸收等。尤其是妇女吸烟，直接影响雌激素分泌，易导致骨密度降低。

10. 缺乏维生素 C 的人

维生素 C 缺乏，胶原蛋白合成障碍，以致骨有机质形成不良而导致骨质疏松。在骨中的病变主要是生长缓慢，软骨基质不能正常钙化，在儿童常表现出突出的特征，即长骨端呈杆状畸形，关节活动时疼痛，患儿常使膝关节保持屈曲位。

六、骨质疏松症的中医辨证分型

中医将骨质疏松症归属于"骨痹"、"骨痿"、"骨枯"的范畴，其病因多为脏器虚损，脾、肾二脏先天和后天不足。辨证分型可以指导人们辨证选用食疗方，提高食疗方的效果。

1. 肾阴不足型

临床典型症状有弯腰驼背，无明显外力即可发生骨折，腰膝酸软，消瘦乏力，头晕耳鸣，手足心烦热，失眠盗汗，口干咽燥，男子可有遗精，女子可有月经量减少或闭经，舌质红，苔少或无苔，脉细数。

食疗除重视蛋白质、钙、磷、维生素等成分的补充外，还应重视运用滋补肾阴的食物及食疗验方。

2. 肾阳虚弱型

临床典型症状有腰髋冷痛，肢节酸软，甚则弯腰驼背，四肢怕冷，小便频多，畏寒喜暖，遇寒加重，舌质淡，苔白腻，脉沉细弦等。

食疗除重视蛋白质、钙、磷、维生素等成分的补充外，还应重视运用温肾壮阳的食物及食疗验方。

3. 气血两虚型

临床典型症状有颈背腰酸痛，活动无力，常伴有上肢或下肢麻木，手足发冷，肌肤干燥，面容苍白，四肢浮肿，头晕目眩，心慌不安，舌淡苔腻，脉沉滑等。

食疗除重视蛋白质、钙、磷、维生素等成分的补充外，还应重视应用补气养血的食物及食疗验方。

七、骨质疏松症的防治措施

随着社会人口逐渐老龄化，骨质疏松症的防治具有特别重要的意义。骨质疏松的预防应从青少年时期甚至儿童时期开始。因初始骨密度、青少年时骨量有多少非常重要。

1. 骨质疏松症的预防

骨质疏松症的发病率高，缺乏有效的单一治疗方法。从日常生活着手，长期从多方面加以预防非常重要。

（1）预防的最佳时期：预防骨质疏松症就要从年轻开始，才能收到最佳效果。许多人错误地认为，骨质疏松症是老年人特有的现象，与年轻人关系不大，甚至很遥远。医学研究指出：骨质疏松症开始于青年时代，近年还趋向年轻化，成因和生活饮食息息相关。①儿童期：骨骼中的骨量稳定增加；②青春期：骨量迅速增加；③35~40岁以后：骨量开始下降；④女性停经后：骨量下降的速度明显快于男性。

每个人的骨量高峰值与骨质疏松症有直接关系。骨量的峰值化愈高，说明体内骨的储备量愈多，随后即便每年逐渐流失一部分，剩余部分亦足以延迟骨质疏松症的出现时间。但如果骨量储备本身并不足够，随着逐年流失（特别是女性绝经后骨质流失会加快），骨质疏松的症状必然会提前出现。所以，骨质疏松症强调的是预防胜于治疗，预防要从年轻时开始，从现在开始。

（2）预防原则：骨质疏松症的预防应遵循三级预防原则：①一级预防：无病防病，提倡人们增加户外活动，接受阳光照射，进行不同年龄段的承重运动，均衡营养，增加钙摄入，控制体重，戒烟、限酒，使人们在儿童期、青春期、孕乳期、成人期能够储备更多的骨钙，争取获得理想的峰值骨量。②二级预防：有病早治，通过食物、药物与其他治疗，缓解骨痛，提高生活质量。③三级预防：综合防治，重点是防止骨折，改善肌力和视力，提高平衡和反应能力，防碰，防摔，防骨折。如发生骨折，应由专科医生进行治疗康复，防止并发症的发生。

2. 骨质疏松症的治疗原则

无论是原发性还是继发性骨质疏松症，治疗都是以抑制骨吸收、促进骨生成、预防骨折发生为基本原则。

患者一旦发现骨质疏松，应到正规医院进行整体、系统、规范的综合治疗。钙剂的补充不能替代其他治疗方法，应在医生指导下按需补钙，避免滥用钙剂发生不良反应。有文献报道称，二膦酸盐可有效降低骨折的发生率，所以近些年来，越来越多的医院采用口服或静脉注射二膦酸盐制剂治疗骨质疏松。雌激素、雌激素受体调节剂、降钙素、甲状旁腺素、生长激素、氟化物、锶盐等对改善骨代谢、增加骨强度也具有重要意义。

中医根据肾主骨的理论，治疗骨质疏松从补肾入手，并根据病情辨证施治，标本兼治，也有一定的疗效。

物理治疗也是骨质疏松患者易于接受的方法之一，如人工紫外线疗法、高频电疗、水疗、磁疗、温热治疗和针灸推拿等。

药补不如食补，提起骨质疏松症的饮食调理，不少人第一时间就会想到补钙，但还需要其他物质互相协调，均衡饮食，才能达到理想的效果。

3. 自我保健措施

（1）运动：运动可以减缓骨质流失的速度，尤其是各种负重运动，例如走路、慢跑、上楼梯等。平时可以有意识地让自己多参与这些运动，当下肢承受全身的重量时，可以增强骨质，还可以改善灵敏度、肌肉的运动以及身体的平衡性。

（2）摄取足够钙质：成年人每天需要钙质 1000~1200 毫克，牛奶和小鱼干是最佳来源。另外，绿色蔬果、维生素 D、水产类、豆制品也是很好的补钙食物。

（3）拒绝不良饮食习惯：吸烟、饮酒、饮咖啡都会造成骨质流失，努力让自己改变这些不良习惯。

（4）定期接受骨质密度检查：糖尿病、高血压、甲状腺功能亢进等这类疾病患者都属于骨质疏松症的高危人群。约每年进行一次 X 线、超声波等检查。

第二节　防治骨质疏松的日常饮食指导

 防治骨质疏松症的饮食原则

1. 补钙

钙是人体骨骼组成中的最重要的元素，人体中几乎 99% 的钙存在于骨骼和牙齿中，它与骨骼生长、发育的关系最为密切，同时还参与人体许多重要的生理功能。钙和磷为骨代谢所必需的物质，机体不能制造，必须从饮食中摄取，通过各个代谢环节，最后沉积于骨骼中。如果这些元素摄入不足，机体必然动用骨骼中的钙以弥补血钙的不足，久而久之骨骼明显脱钙，从而造成骨质疏松。补钙是防治骨质疏松的最基本措施。许多年轻人认为骨质疏松症是老年人易得的病，与己无关，所以不少年轻女性为了保持苗条身材而盲目节食，结果因饮食结构不合理而导致钙摄入过少，造成骨质疏松症。根据统计，人的骨钙含量通常在 30 岁左右达到一生中的最高峰，之后骨量就开始逐渐丢失。所以，在年轻时要多摄入钙，加强钙储存，这样可缓解年老后骨质的快速丢失。另外，妇女在哺乳期增加钙的摄取也可减少骨钙的流失。

不同人群建议每日钙质摄取量如表 1-1 所示。

表 1-1 不同人群每日钙质摄取量

人群	年龄	钙摄取量
儿童	出生至 1/2 岁	360 毫克
	1/2～1 岁	600 毫克
	1～10 岁	800 毫克
	10～18 岁	1200 毫克
成人	停经前妇女	1000 毫克
	停经后妇女	1500 毫克
	男士	1000 毫克
	怀孕/哺乳期妇女	1200～1500 毫克

2. 补充维生素 D

维生素 D 是人体内分泌代谢中的一种重要物质，它的活性代谢产物 1,25-二羟维生素 D_3（骨化三醇）不仅是循环在体内的一种钙调节激素，而且也是一种旁分泌因子，对 30 多种组织发挥作用。这种激素经血浆维生素 D 结合蛋白被运送到全身许多脏器组织中。活性维生素 D_3 的生物效应的发挥是通过基因和非基因两种途径进行的，它具有调节细胞生长和细胞分化的作用。其作用的主要部位是小肠、骨骼、甲状旁腺、肾脏及肌肉等脏器组织。维生素 D 缺乏是发生骨质疏松的重要原因，钙剂只有在活性维生素 D_3 的作用下才可被骨骼有效地利用，人们常说的"缺钙"，其实是人体对钙的吸收不良，而钙主动吸收的主要调节者，就是活性维生素 D_3。活性维生素 D_3 的水平不足或功能低下，是导致骨质疏松发生的因素之一。研究发现，通过补充低剂量的活性维生素 D_3 即可保持人体内钙的平衡，临床治疗骨质疏松症，补充活性维生素 D_3 与补钙一样重要。

3. 补充维生素 C

胶原是构成骨质的重要物质，足够的维生素 C 对胶原合成时所需的一种重要酶的活性是必要的。因此，维生素 C 不足可能会导致骨质疏松症，而且补充维生素 C 是非常安全的。

4. 补充镁和硼

镁和硼均是维持正常骨髓健康的非常重要的矿物质，两者都可减少钙的流失，硼还可以升高血液中雌激素的含量，这些均可以避免钙的流失。目前尚无可行的口服制剂，而且镁吸收过量还容易引起腹泻且易损害肾功能，因此尽量从含镁食物中摄取即可。含镁的食物主要有：谷物、坚果、豆荚、绿叶蔬菜、香菇、香蕉、杏、桃以及海产品等。

5. 补充蛋白质

蛋白质是生命的物质基础，骨骼的生长发育与强壮同样离不开蛋白质的支持。中老年人，只有全面补充营养素，使骨骼中的营养成分得到均衡配比，才能使整个机体坚强、柔韧而有弹性。胶原蛋白是结缔组织中的重要成分，以不溶纤维的形式存在，具有高度抗张能力，是骨骼、软骨、肌腱、韧带、皮肤角质、血管等的组成部分。在关节中，它决定着关节的润滑性、防震性；在软骨中，它使软骨减少摩擦；在基底层中，它使其具有良好的变形性和分隔性。人体蛋白质中有三分之一是胶原蛋白，成年人体中大约有 3 千克的胶原蛋白，因此，可以这样说，胶原蛋白是人体的生命支架。所以，在补钙的同时，应注意补充胶原蛋白。

6. 平衡膳食

骨质疏松症患者应讲究合理营养，平衡膳食，这是因为骨质疏松症与食物营养结构有密切关系。食物中营养结构不合理、营养不足或营养过剩，均可导致营养障碍，造成钙吸收不足或丢失过多，从而出现骨丢失，发生骨质疏松。在各种营养素中，钙、维生素、蛋白质等具有重要意义。因此，调节好膳食，保证各种营养素的合理供给，是治疗骨质疏松症的主要环节之一，具有药物及其他治疗方法不可替代的作用。

（1）要保证足够量的蛋白质，每人每天每千克体重 1.0~1.5 克，占总热量的 15%，其中优质蛋白质（动物蛋白和大豆蛋白）应占蛋白质总量的 40%~50%。

（2）低脂肪，占总热量的 20%~25%，以植物油为主。

（3）碳水化合物以谷物为主，尽量少食用甜食和糖。

（4）要有丰富的钙和维生素，特别是维生素 A、维生素 D、维生素 C 及 B 族维生素。

（5）要有足够量的膳食纤维。

（6）低盐，每日食盐量应在 5 克以下。

防治骨质疏松症宜常吃的食物

1. 牛奶是动物性食品中，含钙量最多的食物，250 毫升牛奶可提供 250~300 毫克的钙，牛奶中的钙在天热食物中也是最容易被人体吸收的。临睡前进食牛奶补钙，是一天中最佳的补钙时间。

2. 虾的含钙量和含磷量较高，每 100 克中含钙 325 毫克，磷 186 毫克，是防治骨质疏松的佳品。

3. 虾皮中含钙量很高，每 100 克虾皮含钙量高达 2000 毫克，是肉类食品含量的 100 倍以上。缺钙人群，如孕妇、乳母、婴幼儿、儿童、青少年，特别是中小学生、中老年人，尤其是老年妇女，常吃虾皮可补充体内钙质的缺乏，同时还可补充磷、镁、锌等无机盐及蛋白质与多种维生素，对抗骨质疏松症十分有益。

4. 银鱼是长寿补钙食品之一，被誉为"鱼参"。经干制后的银鱼所含营养素更高，其中以含钙量最高，每 100 克中含有 761 毫克，是名副其实的高钙食品。

5. 河蟹含有丰富的蛋白质和钙、磷，以及丰富的维生素 A 等成分，具有良好的防治骨质疏松的功效。

6. 河蚌的钙含量高，以其内鳃板及外鳃板的钙含量为最多，在人体缺乏钙营养时，蚌肉用于补充钙质比较适宜。

7. 海蜇含有较多的钙、磷等物质，对防治骨质疏松症有效。另外海蜇头原液中有类似乙酰胆碱作用，能减弱心肌收缩力，降低血压，扩张血管，所以对骨质疏松合并有高血压病的患者尤为适宜。

8. 海参为低脂肪、高蛋白质、高钙食物，所以具有良好的抗骨质疏松作用。除供给人以营养外，还是一味名贵药材。

9. 干贝属于高蛋白、高钙、高磷食物，所以也是防治骨质疏松症不可多得的佳品。

10. 海带含钙量较高，经常食用会增加人体对其他含钙食物的吸收。而且海带还具有防癌抗癌、降血脂、抑制甲状腺功能亢进等作用。

11. 香菇中含有大量的维生素 D 原，这种物质进入人体后，经日光照射可转变成为维生素 D。经常进食香菇，机体可以很好地补钙，补充维生素 D，而且有利于体内血钙平衡及骨骼的矿（钙）化，对孕妇、乳母、幼儿、儿童、青少年及中老年人大有益处。

三、防治骨质疏松症不宜吃的食物

1. 不宜多吃糖。多吃糖能影响钙质的吸收，间接地导致骨质疏松症。

2. 不宜摄入过多的蛋白质。摄入蛋白质过多会造成钙的流失。根据实验发现，妇女每日摄取 65 克蛋白质，若增加 50%，也就是每日摄取 98 克蛋白质，则每日增加 26 克钙的流失。

3. 不宜吃得过咸。吃盐过多，也会增加钙的流失，会使骨质疏松症症状加重。在实验中发现，每日摄取盐量为 0.5 克，尿中钙量不变，若增加为 5 克，则尿中钙量显著增加。

4. 不宜喝咖啡。嗜好喝咖啡者较不喝者易流失钙。

5. 不宜长期饮浓茶。茶叶内的咖啡因可明显遏制钙在消化道中的吸收和促进尿钙排泄，造成骨钙流失，日久诱发骨质疏松。

四、防治骨质疏松症饮食禁忌

1. 避免菠菜与豆腐、牛奶同餐。因为菠菜内含有草酸，可与豆腐、牛奶中的钙形成不易被吸收的草酸钙，从而影响钙的吸收。

2. 避免菠菜与高脂饮食同餐。因两者同餐也可形成不易被吸收的脂肪酸钙，从而影响钙的吸收。尤其对孕妇、乳母、儿童、青春发育期更要注意。

3. 避免以未经发酵而制成的面包为主食。因为它含有一种植物碳水化合物，可和其他食物中的钙、锌结合，形成难以吸收的化合物，从而影响钙和锌的吸收。

4. 应严格忌烟、酒。少饮咖啡、浓茶及含碳酸饮料。这些食品对胃肠道黏膜有明显的刺激作用，可影响消化系统对钙、磷、蛋白质及维生素 D 的吸收，也不利于激素、维生素 D 等物质的转化。

5. 不要将含草酸多的食物（如菠菜、苋菜、莴笋）和鱼汤、骨头汤等高钙食物一起食用，以免草酸和钙结合成草酸钙而影响钙的吸收。

6. 少食油腻煎炸之物。

五、防治骨质疏松症食物烹饪常识

1. 切菜时应尽量切得块大些，以减少过多的暴露面，从而减少钙和磷的损失。尽可能保留食物的外皮，因外皮中矿物质的含量大，可用毛刷刷洗某些蔬菜、水果。另外对蔬菜烹调时间越短，对矿物质的损失也就越少。而且在烹调蔬菜时，可以加少量的水，以减少钙的损失。

2. 在煮水果干或干菜时，要用原浸泡液，从而减少钙的丢失。用高压锅烹调或蒸菜，对矿物质的损耗要比煮菜时少。用烘、烤方式加热，也能减少矿物质的丢失。

3. 冰冻食品，最好预先不解冻直接进行烹调，以免矿物质随解冻汁液流失。尽量吃新鲜蔬菜，蔬菜应缩短贮藏时间，使菜减少枯萎，从而减少含丰富矿物质的外皮和菜叶的损耗。

4. 牛奶不宜久煮，加热时以刚沸即停火为好，如果久煮，便会发生一系列的理化变化。另外，牛奶在加热时，应不断搅拌，使钙盐渗入液体之中。防止磷酸钙沉积于锅底，从而防止或减少钙的丢失。

第二章　高钙饮食方

第一节　主食饮食方

主食是以稻米、糯米、玉米面、小麦面粉、黄豆面等米面主粮为基本原料，再加入一定量的药物经加工而制成的米饭及糕点等。

鲜虾饼

【原料】鲜虾仁400克，半肥瘦猪肉100克，荸荠50克，甘笋1条，鸡蛋1个，淀粉、食盐、胡椒粉各适量。

【制法】鲜虾仁除壳挑肠备用。鸡蛋打成蛋液。半肥瘦猪肉分别剁成肉碎备用；荸荠切小粒；甘笋磨成细丝状。所有材料同放碗中，加鸡蛋液、淀粉、胡椒粉、食盐少许拌匀，成虾馅。烧热油锅，分批挤入虾馅，轻拍成饼状，慢火煎熟，捞出沥干油，即可食用。

【用法】适量食用。

【功效】滋阴明目，补肾壮阳。

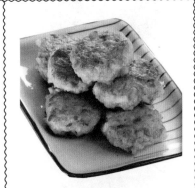

茄虾饼

【原料】茄子250克，虾皮50克，面粉500克，鸡蛋2个，调料适量。

【制法】将茄子洗净切成丝，并用食盐拌匀等15分钟后挤去水分，虾皮洗净用料酒浸泡，生姜切成丝；将茄丝、虾皮、生姜加酱油、食盐、白糖、香油、面粉等拌成糊；锅内放橄榄油六成热，舀入1勺拌好的糊，摊煎成饼。

【用法】佐餐食用。

【功效】活血补钙。

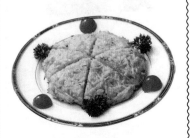

苹果煎蛋饼

【原料】鸡蛋5个，苹果300克，鲜奶100毫升，糖25克，食用植物油适量。

【制法】鸡蛋打散，加鲜奶、糖搅拌；苹果去核，切成薄片。起锅倒入食用植物油，下入蛋液用小火煎。下入苹果片，均匀铺在蛋液上。待底部熟后再翻面，煎熟，铲起来切块装盘即可。

【用法】佐餐食用。

【功效】补充钙、磷、维生素A、维生素C、维生素E。

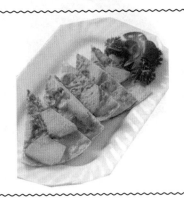

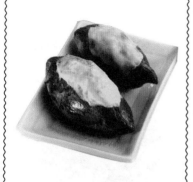

芝士焗番薯

【原料】番薯1条，芝士2片，牛油1小盒，砂糖少许。

【制法】将芝士加入1/3杯热水溶为液体，再加入牛油和砂糖拌匀。番薯隔水蒸熟，挖出番薯肉，做成番薯船的形状。将番薯肉与芝士酱拌匀，再填入番薯船中，放进焗炉用180°焗5分钟，即可进食。

【用法】适量食用。

【功效】补中益气，强肾壮骨。

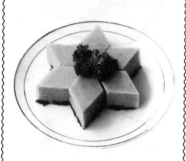

绿豆沙

【原料】绿豆250克，白糖125克。

【制法】绿豆用水淘洗干净，放入锅里，加入适量清水，用旺火煮沸，再用小火将绿豆煮烂；待锅凉后，把绿豆搅成糊状，再倒入锅里，加入白糖搅匀，煮开即可。

【用法】作早餐或加餐食用，也可作为度夏茶点。

【功效】补充镁、磷，强健骨质。

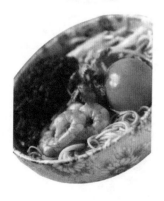

鲜虾担仔面

【原料】油面300克，熟虾仁500克，卤肉200克，卤蛋1个，虾头、蒜头、香菜、豆芽菜、食用植物油、食盐、醋、酱油各适量。

【制法】蒜头洗净切蓉；豆芽菜洗净；卤肉切碎。开锅煮水，沸腾后加入虾头和食盐、食用植物油熬煮成担仔面汤底。锅内倒油烧热，爆香蒜头，加入卤肉和酱油爆炒成肉臊待用；另外开锅煮面，熟后捞起置于碗中；用煮面水将豆芽菜焯熟待用。汤底倒入面碗，加入肉臊、鲜虾、卤蛋、豆芽菜，浇上醋即可。

【用法】佐餐食用。

【功效】开胃健脾，消食化滞。

燕麦五香饼

【原料】燕麦粒600克，食用植物油、食盐、五香粉。

【制法】将燕麦粒放入铁锅炒香熟，磨成细粉，放入盆内，加入食盐、五香粉混合均匀，倒入沸水，和成面团，切成小块，制成圆饼，备用。将平底锅烧热后刷上一些食用植物油，放入燕麦圆饼，烙至两面呈金黄色即成。

【用法】当点心食用，量随意。

【功效】补益肝脾，降脂降糖。

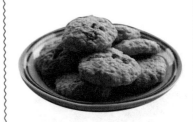

雪里蕻冬笋包

【原料】雪里蕻20克，冬笋肉40克，虾仁5克，猪肉50克，面粉200克，发酵粉、香油、食盐、酱油、食碱等各适量。

【制法】将面粉加少量发酵粉和温水，和好，静放30分钟，面发好后加适量碱液，揉匀。雪里蕻剁成细末，烫一下，挤去水分。猪肉和冬笋剁成末，加酱油、虾仁、食盐、香油，搅匀，拌入雪里蕻末。面团制成12个剂子，包入馅，蒸熟即成。

【用法】主食，量随意。

【功效】补充蛋白质、脂肪、碳水化合物、维生素、胡萝卜素、维生素C、维生素E、钠、钙等。

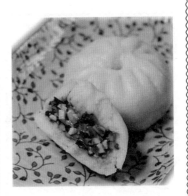

牛肉沙茶凉面

【原料】牛肉100克，油面条300克，芥蓝、红椒、沙茶酱、料酒、酱油、水淀粉、食用植物油各适量。

【制法】牛肉洗净切片，加料酒、酱油和水淀粉腌5分钟；芥蓝洗净斜切成片；红椒切成片。锅中煮沸适量清水，加入油面条煮熟，盛出沥干。锅中倒油烧热，加入牛肉片翻炒至7成熟，加入芥蓝、红椒、沙茶酱一同炒熟，然后再放入面条翻炒片刻，即可出锅。

【用法】佐餐食用。

【功效】强壮筋骨。

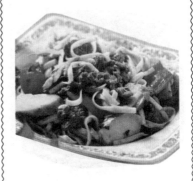

燕麦苡仁饼

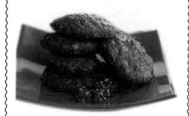

【原料】燕麦面 250 克，粗麦粉 100 克，薏苡仁 30 克，食用植物油、香油、葱、姜、食盐各适量。

【制法】先将薏苡仁研成粗粉，与燕麦面、粗麦粉充分拌和均匀，放入盆中，加清水适量，调拌成糊状，加适量香油、葱花、姜末、食盐等，拌和均匀，备用。平底煎锅置武火上，加食用植物油适量，中火烧至六成热时，用小勺将燕麦薏苡仁糊逐个煎成质润松脆的圆饼即成。

【用法】作主食，量随意。

【功效】补益肝脾，护肝减肥。

萝卜丝饼

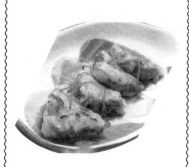

【原料】白萝卜、胡萝卜、糯米粉各 100 克，澄面 150 克，鲜奶 100 毫升，虾米 50 克，香葱、食盐各适量。

【制法】香葱洗净切粒；白萝卜、胡萝卜分别洗净，去皮切丝，放食盐腌制 10 分钟，沥干待用。糯米粉、澄面加水和成稀糊状，再加入萝卜丝、虾米、葱粒、食盐调味。平底锅倒油烧热，舀适量面糊慢慢煎熟，直至两面呈金黄色即可出锅，切块食用即可。

【用法】佐餐食用。

【功效】抗氧化性，解毒。

筋肉牛肉面

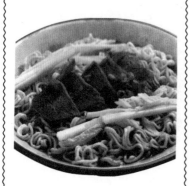

【原料】面条 250 克，牛腱 300 克，小白菜 50 克，酸菜、大葱各 15 克，沙茶酱 30 克，红烧汤头各适量。

【制法】牛腱洗净切厚片，放入开水氽熟取出，拌入红烧汤头、沙茶酱，入锅炖煮 40 分钟。葱洗净切花；小白菜洗净氽熟；锅中加入适量清水，加入面条煮熟，取出装碗。将牛肉汤头倒入碗中，再放入小白菜、酸菜、葱花即可食用。

【用法】佐餐食用。

【功效】强壮筋骨。

风味阳春面

【原料】手工面 300 克，葱花 10 克，小白菜 100克，食盐 5 克，醋、酱油各 10 毫升，食用植物油 20毫升。

【制法】将葱花、食盐、醋、酱油、食用植物油放入汤碗中，舀入沸水待用；小白菜洗净，加开水焯熟。锅中加入足量清水，加入面条煮熟，捞出后放入冷开水约 1 分钟，沥干水分，即可放入装有酱料的汤碗中。食用时排上小白菜、撒上葱花即可。

【用法】佐餐食用。

【功效】养心益肾，健脾厚肠，除热止渴。

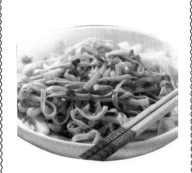

缠丝鸡饼

【原料】鸡胸脯肉、青鱼各 150 克，肥膘肉 200克，鸡蛋清 110 克，食用植物油 50 毫升，淀粉 25 克，料酒 15 毫升，甜面酱 10 克，姜、食盐、糖各适量。

【制法】鸡脯剔筋膜，切细丝；鱼肉剁泥加鸡蛋清、淀粉、水、食盐、糖、料酒、姜末搅匀，再放上鸡丝轻轻拌匀。肥膘肉切片，平摊在案板上，撒上淀粉，再放上 1 份鱼泥撖平成饼。将一个鸡蛋清搅打散，加淀粉，搅成蛋清糊。炒勺置中火上，下熟食用植物油烧至五成热，将鸡鱼泥饼底的肥膘片上涂一层蛋清糊，下锅煎；待全部放入后，用小火一边煎，一边汆，每隔 1 分钟左右将锅晃动一下，如此煎汆 3~4分钟，换中火煎 1 分钟，再用小火煎至饼底金黄。鱼泥凝固熟透时，倒入漏勺内沥油，装盘即成。上桌时，随带甜面酱 1 碟佐食。

【用法】佐餐食用。

【功效】补充蛋白质。

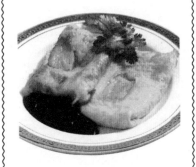

第二节 粥、羹饮食方

粥、羹是以各种食品为基本原料，再配上一定比例的中药，经煮制而成的食品。粥、羹制作方便，非常适合家庭应用，是一种老幼皆宜，值得推广的药膳饮食。

草菇豆腐羹

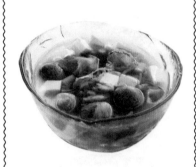

【原料】草菇 300 克，鲜芦笋 120 克，豆腐 2 块，芫荽 2 条，姜数片，葱 1 段，清鸡汤 1 罐，芝麻油少许，玉米淀粉适量。

【制法】草菇洗净，底部切十字花，用姜、葱氽水，沥干备用。鲜芦笋洗净切小粒，氽水备用。豆腐洗净，切小粒块；芫荽洗净，切小段。将清鸡汤倒入锅内，加入适量水待煮滚后，放入草菇、豆腐粒、瑶柱丝、鲜芦笋粒，待全部材料熟透，撒入芫荽调味，最后用玉米淀粉勾芡，淋入芝麻油即成。

【用法】佐餐食用。

【功效】补益肝肾，补钙强骨。

核桃芝麻粥

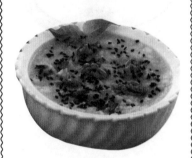

【原料】核桃 2 个，芝麻 10 克，大米 50 克，冰糖适量。

【制法】核桃敲碎，取仁，将核桃仁放入塑料袋中，压碎备用；大米淘洗干净。锅置火上，倒入适量清水煮沸，放入大米，用大火煮沸后转小火熬煮 30 分钟，加入核桃碎、芝麻，大火煮沸后加冰糖煮至冰糖溶化即可。

【用法】佐餐食用。

【功效】滋阴补肾，强筋壮骨。

柴鱼花生粥

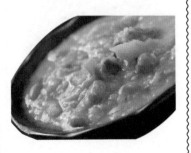

【原料】粳米 100 克，猪骨 200 克，柴鱼干、花生米、姜、食用植物油、食盐各适量。

【制法】粳米洗净，用少许食用植物油、食盐腌 30 分钟。猪骨洗净，剁块，过沸水去杂，冲去血沫；姜去皮，切丝；柴鱼干剪块待用。砂锅内放适量清水，煮沸，加入粳米、猪骨、花生米、柴鱼干块、姜丝，以大火煮 30 分钟，再转小火熬 30 分钟。加食盐调味即可。

【用法】佐餐食用。

【功效】补充钙、磷等。

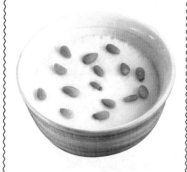

松子鲜奶蛋白羹

【原料】鲜奶 260 毫升，熟松子 20 克，2 个鸡蛋的蛋清，砂糖 2 汤匙。

【制法】鲜奶煮至微滚，下砂糖调味，熄火。鸡蛋清搅匀，加入鲜奶中拌匀。倒入碗中，用牛油纸或锡纸盖好。慢火蒸约 10 分钟，即成。把松子铺于蛋面上，即可食用。

【用法】佐餐食用。

【功效】滋阴补虚，强筋壮骨。

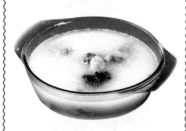

猪脊羹

【原料】猪脊骨 1 条（约 2000 克），红枣 60 克，黄豆粉 100 克。

【制法】将猪脊骨洗净斩成小块，与红枣放入砂锅，加清水 3000 毫升；大火烧沸后，撇去浮沫，改小火煮至肉酥烂。去骨，撒入黄豆粉，边撒边搅匀，再煮沸即成。

【用法】佐餐食用。

【功效】补充植物雌激素，补钙。

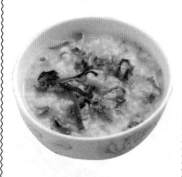

黑木耳虾米粥

【原料】粳米 100 克，黑木耳、虾米、菠菜各 20 克，食盐 3 克，姜末适量。

【制法】粳米淘洗干净，浸泡 30 分钟；黑木耳用冷水泡发切丝；菠菜洗净切丝；虾米洗净，泡发至回软。砂锅内加适量清水，加粳米煮沸，转小火煮至粥成。加姜末、食盐，煮沸，加黑木耳丝、虾米和菠菜丝，煮沸即可。

【用法】佐餐食用。

【功效】补充钙、磷，清胃涤肠。

核桃补肾粥

【原料】核桃仁、粳米各 30 克，莲子、淮山药、黑豆各 15 克，巴戟天 10 克，锁阳 6 克，糖或食盐适量。

【制法】将上述各材料洗净。淮山药、黑豆可先用清水泡软，莲子去心，核桃仁捣碎，巴戟天与锁阳用纱袋扎好。将各材料同放入锅中，加水煮至米烂粥成。捞起巴戟天、锁阳药包，调味咸甜不拘。

【用法】酌量食用。

【功效】补肾壮阳，健脾益气。

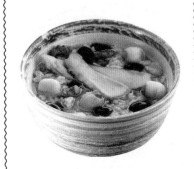

虾皮蛋羹

【原料】虾皮 5 克，鸡蛋 1 个（约 60 克）。

【制法】将鸡蛋打入碗中搅成糊状；虾皮放入蛋碗中搅拌均匀，入蒸锅蒸熟即成。

【用法】佐餐食用。

【功效】补充蛋白质和钙。

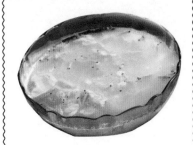

黄豆小米粥

【原料】小米 100 克，黄豆 100 克，糖适量。

【制法】将小米、黄豆洗净，各取一半分别磨碎，小米入盆中沉淀，滗去冷水，用开水调匀；黄豆过筛去渣。锅中加入适量清水煮沸，放入未磨碎的小米、黄豆煮熟，放入黄豆浆，煮沸后，放入小米淀粉，用小火熬煮，至小米、黄豆烂熟。加入糖调味，搅拌均匀，即可盛起食用。

【用法】佐餐食用。

【功效】补充钙、磷，促进骨生成，降血脂。

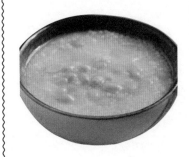

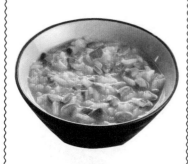

枸杞猪腰粥

【原料】枸杞子 60 克，新鲜猪腰 1 个，粳米 60 克，食盐适量。

【制法】将猪腰剖洗，剔去内层白色的筋，冲洗多遍后细切。用枸杞子煎汁去渣，再放入粳米一起煮粥。粥煮熟后，加猪腰略煮，下食盐调味即可食用。

【用法】佐餐食用。

【功效】益肾阴，补肾气，壮元阳。

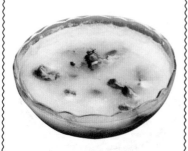

猪脊枸杞羹

【原料】猪脊骨 1000 克，枸杞 30 克，甘草 3 克。

【制法】猪脊骨洗净剁碎，枸杞、甘草洗净，一同放入锅中，加适量清水；大火煮沸，撇除浮沫，改小火炖至肉烂即可。

【用法】佐餐食用。

【功效】补肾壮骨。

皮蛋猪肝粥

【原料】粳米 300 克，猪肝 200 克，皮蛋 1 个，生菜 300 克，姜、葱、食用植物油、生抽、香油、食盐各适量。

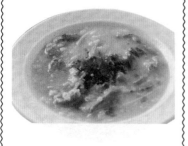

【制法】粳米洗净，加入清水、香油、食盐浸泡半小时；猪肝浸泡 1~2 小时，洗净切片，用食用植物油、姜、生抽腌好，入沸水锅中稍氽去腥；生菜洗净；皮蛋切粒。砂锅内加适量清水，煮沸，放入猪肝片煮沸 1~2分钟。倒入皮蛋、姜丝、生菜，沸煮 1~2 分钟后加入粳米，大火拌煮 5 分钟，转小火煮 40 分钟，每 5 分钟搅拌一次，以免粘锅。最后加食盐调味，撒葱花即可食用。

【用法】佐餐食用。

【功效】补充维生素 A，维持正常生长和生殖机能。

桂圆栗子粥

【原料】桂圆肉 15 克，栗子 10 枚，米 5 克，糖或食盐适量。

【制法】先将栗子去壳，切半备用。栗子与洗净的米同煮，将熟时放入桂圆肉略煮，可作甜食或咸食。

【用法】佐餐食用。

【功效】益气养血，壮腰固膝。

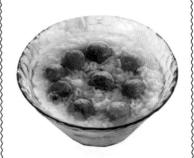

葛杞豆豉羹

【原料】葛根粉 30 克，豆豉 10 克，枸杞 15 克。

【制法】锅中加水 300 毫升，煮沸后撒入葛根粉，边撒边搅匀，成稠汁后，加豆豉、枸杞即成。

【用法】佐餐食用。

【功效】补充植物雌激素。

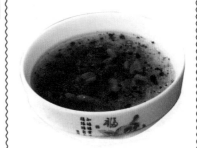

牛奶红枣粥

【原料】红枣 50 克，粳米 100 克，牛奶 1000 毫升，去皮绿豆 50 克，糖适量。

【制法】将粳米洗净，浸泡 1 小时；去皮绿豆、红枣用清水洗净，再将红枣去核切成粒。砂锅内加入牛奶，煮沸后加入粳米、去皮绿豆，用小火煮约 30 分钟。再加入红枣粒，调入糖，继续煮 12 分钟即可。

【用法】佐餐食用。

【功效】补钙，防治骨衰老。

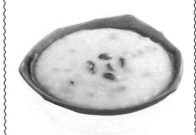

山药红枣粥

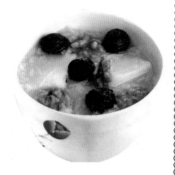

【原料】鲜淮山药 50 克，核桃仁 20 克，红枣 20 克，米 100 克，食盐适量。

【制法】将鲜淮山药、红枣、核桃仁洗净。所有材料与米同入砂锅，加水适量用文火慢熬成稀粥，下食盐调味。

【用法】佐餐食用。

【功效】滋补肝肾，健脾益气。

芝麻豆浆羹

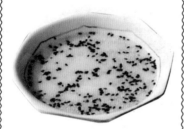

【原料】豆浆 250 毫升，黑白芝麻 20 克，面粉 20 克。

【制法】先用少量豆浆在锅中将面粉调散后，再加入全部豆浆，搅匀；锅置火上，徐徐加温，边煮边搅拌，以免粘锅，煮熟后加入黑白芝麻搅匀即成。

【用法】佐餐食用。

【功效】补充壮骨所需的多种营养素。

牛奶鹌鹑蛋羹

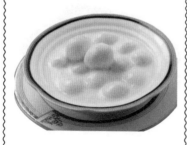

【原料】鹌鹑蛋 8 个，牛奶 150 毫升，糖 6 克，水淀粉适量。

【制法】鹌鹑蛋放入冷水锅中，中火煮沸，转小火煮熟。煮熟的鹌鹑蛋浸凉水冷却，剥壳备用。锅内倒入牛奶。加鹌鹑蛋、糖，烧沸后用水淀粉勾芡即可。

【用法】佐餐食用。

【功效】补钙，防治骨衰老。

枸杞粥

【原料】枸杞 30 克，黑米 20 克，大米 50 克，冰糖或蜂蜜各适量。

【制法】洗净各材料备用。将枸杞、黑米与大米一起加水煮至粥成，食用时调入冰糖或蜂蜜拌匀作甜食，或调入适量食盐作咸食。

【用法】佐餐食用。

【功效】补肝益血，壮腰固肾。

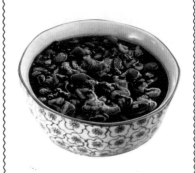

土豆补骨羹

【原料】土豆 5000 克，补骨脂 500 克。

【制法】将土豆洗净切丁，补骨脂洗净；将土豆丁、补骨脂熬成羹状即成。

【用法】早、晚空腹各吃一碗，常吃。吃时可加入糖或食盐。

【功效】补肾壮骨。

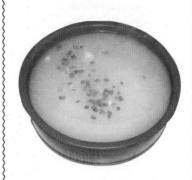

海带粥

【原料】粳米 100 克，海带 60 克，陈皮、葱、食盐各适量。

【制法】海带浸透，洗净切丝；粳米洗净，浸泡30 分钟；陈皮浸软；葱洗净，切花。砂锅内放适量清水，加入粳米煮沸，转小火煮至粥成。加入陈皮、海带丝再煮 10 分钟，加食盐调味，撒上葱花即可。

【用法】佐餐食用。

【功效】补钙。

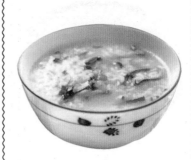

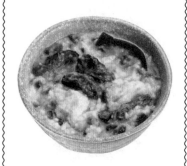

蚝干排骨粥

【原料】蚝干8个，排骨400克，皮蛋1个，陈皮、米、食盐、胡椒粉各适量。

【制法】将米洗净备用。用米把皮蛋磨碎，锅中加水煮开，放入米和皮蛋的混合物，用中火煮半个小时，然后再加入蚝干、排骨和陈皮，慢火煮1小时至米粒稔烂，最后用食盐、胡椒粉调味便可。

【用法】佐餐食用。

【功效】益气补虚，强腰壮骨。

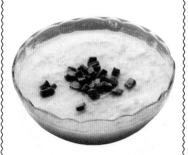

磁石猪腰粥

【原料】磁石30克，粳米100克，猪腰1对（约250克）。

【制法】将磁石捣碎，放在砂锅内并加水适量煮1小时，滤渣取汁；粳米淘洗后放入磁石汁内；猪腰剖开去腰臊膜，切细，也放入磁石汁内，加少许姜末、葱花煮成粥即成。

【用法】每日晚餐1碗，连服3个月以上。

【功效】补肾强骨。

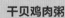

干贝鸡肉粥

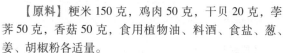

【原料】粳米150克，鸡肉50克，干贝20克，荸荠50克，香菇50克，食用植物油、料酒、食盐、葱、姜、胡椒粉各适量。

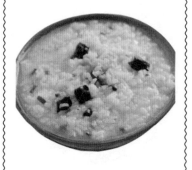

【制法】干贝洗净，撕碎；鸡肉洗净，切丝；两者一起放入盘内。加入料酒，上蒸锅蒸至烂熟。粳米洗净，用冷水浸泡1小时，捞出，沥干水分；香菇泡发回软，去蒂，洗净，切小丁；荸荠剥皮洗净，切小丁；葱、姜分别洗净，切末。砂锅内加入适量清水，放入粳米，先用大火煮沸，放入香菇丁、荸荠丁、干贝和鸡肉丝，然后改用小火熬煮。粥将成时放入食盐、食用植物油、葱末、姜末、胡椒粉，再稍煮片刻，即可盛起食用。

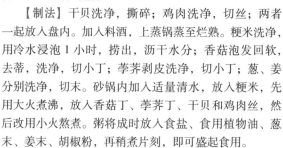

【用法】佐餐食用。

【功效】补充蛋白质、钙、磷，滋阴补肾，调中下气，利五脏。

核桃仁薏米粥

【原料】粳米 100 克，核桃仁 50 克，薏苡仁 30 克，白糖适量。

【制法】将粳米、薏苡仁淘洗干净，用清水浸泡约 30 分钟。核桃仁用开水泡后去皮、捣碎。将粳米、薏苡仁、核桃仁放入锅中，添加适量清水如常法煮粥，待粥煮至黏稠时调入白糖即成。

【用法】佐餐食用。

【功效】补肾，健脾益气，强筋骨。

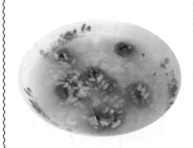

羊骨山药粥

【原料】羊骨 200 克，鲜山药 100 克，粳米 100 克，生姜、食盐适量。

【制法】羊骨洗净斩成段，捶破，山药洗净切块，生姜洗净拍破，粳米淘洗干净，一同放入锅中并加适量水；大火煮沸后，改小火将米煮烂，加放少量食盐调味即可。

【用法】佐餐食用。

【功效】健脾补肾壮骨。

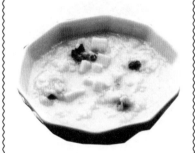

皮蛋淡菜粥

【原料】粳米 100 克，淡菜 50 克，皮蛋 1 个，食用植物油、食盐、葱花、香油各适量。

【制法】粳米洗净，用食用植物油、食盐浸泡 30 分钟；皮蛋去壳，切碎；淡菜用开水泡发，洗净。砂锅内加适量清水煮沸，加入粳米煮沸，转小火煮至粥成，下皮蛋碎、淡菜煮约 30 分钟至熟。撒入适量食盐调味，装碗时加入葱花、香油即可。

【用法】佐餐食用。

【功效】补肝肾，益精血，消瘿瘤，调经血，降血压。

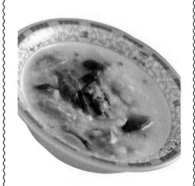

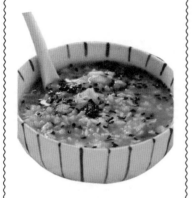

黑芝麻甜奶粥

【原料】大米100克，鲜牛奶300毫升，熟黑芝麻、糖各适量。

【制法】将大米淘洗干净，放入锅中用加清水熬煮至浓稠。在稠粥中加入鲜牛奶，中火煮沸。再加入糖煮至糖完全溶化，撒上熟黑芝麻，出锅装碗即可。

【用法】佐餐食用。

【功效】补钙，降压。

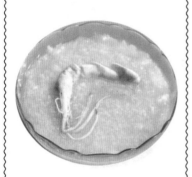

蛤蚧人参粥

【原料】蛤蚧粉2克，人参3克，糯米50克。

【制法】将糯米洗净加水适量，用文火煮粥；待粥将熟时加入蛤蚧粉、人参，搅拌均匀，稍煮片刻即可。

【用法】每日早、晚各吃一碗，可加入适量白糖。

【功效】温肾平喘。

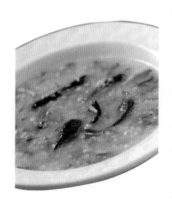

韭菜海参粥

【原料】粳米100克，韭菜、海参各60克，姜、食盐各适量。

【制法】将韭菜洗净，切碎；海参浸泡片刻，洗净切丁；粳米洗净。浸泡30分钟；姜去皮，切丝。砂锅内加入适量清水，加入粳米，煮沸，换小火煮至粥成。放入韭菜碎、海参丁、姜丝。煮熟。加食盐调味即可食用。

【用法】佐餐食用。

【功效】补充钙、磷等。

枸杞玉米羹

【原料】鲜玉米粒 200 克，枸杞 5 克，青豆粒 10 克，水淀粉适量。

【制法】将鲜玉米粒、枸杞、青豆粒用清水洗净。锅内烧清水，待水开后，投入鲜玉米粒、枸杞、青豆粒，用中火煮约 6 分钟。然后用水淀粉勾芡，推匀盛入碗内即可。

【用法】佐餐食用。

【功效】滋肝明目，益肾助阳，健脾和胃，养血补虚。

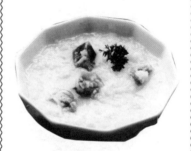

羊脊补骨粥

【原料】羊脊骨 200 克，补骨脂粉 12 克，粳米 60 克，葱花、生姜末、食盐适量。

【制法】将羊脊骨剁成碎块，同粳米放入锅中加清水适量；煮至粥五成熟时，加入补骨脂粉，并搅匀，煮至粥熟，再加入葱花、姜末、食盐搅匀即可。

【用法】佐餐食用。

【功效】补肾助阳，强筋壮骨。

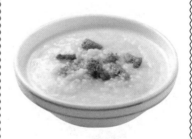

西兰花猪肝粥

【原料】猪肝 100 克，粳米 200 克，西兰花 50 克，胡萝卜 50 克，食盐、食用植物油适量。

【制法】西兰花洗净，掰成小朵用淡盐水泡 10 分钟；胡萝卜洗净，切成薄片；猪肝浸泡 1~2 小时。洗净切片；粳米洗净，浸泡 1 小时。锅内放入食盐、水、适量食用植物油煮沸，下西兰花和胡萝卜片氽 2 分钟。砂锅内加适量清水，大火煮沸，放粳米，煮沸，转小火煮至粥成。下猪肝片煮 10 分钟，再下西兰花和胡萝卜片煮 5 分钟，加食盐调味即可。

【用法】佐餐食用。

【功效】补充钙、维生素 C，提高机体免疫力。

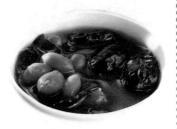

黑木耳花生枣羹

【原料】黑木耳30克，花生60克，大枣25枚，山楂片、湿淀粉适量。

【制法】将黑木耳用温水泡发，撕成朵片瓣，洗净，备用。将花生、大枣分别洗净，放入砂锅中，加水适量，先用旺火煮沸后，再改用文火煨煮1小时30分钟，待花生熟烂，加黑木耳及少许山楂片，继续煨煮至花生、黑木耳酥烂，用湿淀粉勾芡成羹。

【用法】每日早、晚餐分别食用。

【功效】补益肝肾，温补脾胃。

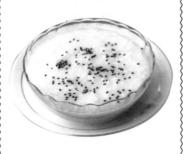

黑芝麻粥

【原料】黑芝麻30克，粳米100克。

【制法】将黑芝麻炒香，粳米淘净；黑芝麻、粳米一齐入锅，加水适量煮成粥。

【用法】每日早、晚各吃一碗。

【功效】补肾壮骨，润肠通便。

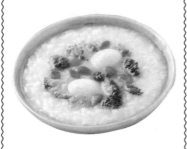

西兰花鹌鹑蛋粥

【原料】稠粥1碗，鹌鹑蛋2个，西兰花50克，枸杞子5克，食盐适量。

【制法】西兰花洗净，切小朵，余水后捞出过凉；鹌鹑蛋煮好，剥壳。稠粥倒入砂锅内，微沸后加入鹌鹑蛋和枸杞子共煮10分钟，煮至枸杞子入味。放入西兰花煮沸，加食盐调味即可。

【用法】佐餐食用。

【功效】补充钙、维生素C，提高机体免疫力。

绿豆鸡肝粥

【原料】新鲜鸡肝 150 克，粳米 100 克，绿豆 50 克，葱结、姜片、花椒、葱末、姜末、料酒、食盐、花生油各适量。

【制法】将鸡肝洗净，放入锅中加入适量清水、葱结、姜片、花椒、料酒、食盐上火煮熟。捞出晾凉后，将鸡肝改刀成丁。分别将粳米、绿豆淘洗干净，用清水浸泡约 30 分钟。将粳米、绿豆放入锅中，添加适量清水如常法煮粥。待粥将成时，放入鸡肝、葱末、姜末、食盐、花生油搅匀，小火继续煮约 5 分钟，加入调味即成。

【用法】佐餐食用。

【功效】补肝养血，滋益肾气，明目降脂。

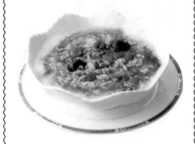

首乌枣杞粥

【原料】制首乌 30 克，大枣 10 克，粳米 100 克，枸杞 15 克，冰糖适量。

【制法】制首乌浓汁去渣；首乌汁加入枸杞、大枣、粳米、冰糖，共煮成粥即可。

【用法】佐餐食用。

【功效】补肾养血，强筋壮骨。

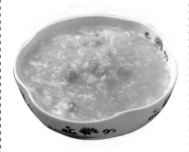

板栗核桃粥

【原料】板栗 50 克，核桃仁 50 克，粳米 100 克，食盐 3 克。

【制法】将板栗去壳、膜后切成粒；核桃仁切成粒；粳米用清水洗净。砂锅内放适量清水，用中火煮沸，下入粳米，大火煮沸，改小火煮至米开花。加入板栗粒、核桃仁粒，再煮 20 分钟，调入食盐拌匀即可。

【用法】佐餐食用。

【功效】补肾壮骨，补充钙质、维生素 A、维生素 E。

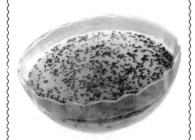

红糖芝麻羹

【原料】红糖 25 克，黑芝麻 25 克，藕粉 100 克。

【制法】先用少量清水将藕粉调散，再用沸水冲匀；黑芝麻炒熟后，同红糖一起放入已冲好调匀的藕粉中搅匀即可。

【用法】作早点或茶点食用。

【功效】健脾补肾，补钙壮骨。

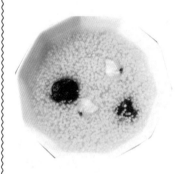

葛根小米粥

【原料】葛根 15 克，小米 50 克。

【制法】将葛根磨成粉；小米加水在锅内煮成粥，加入葛根粉，边加边搅拌，再煮沸即成。

【用法】佐餐食用。

【功效】改善椎体供血，缓解肌肉强直。

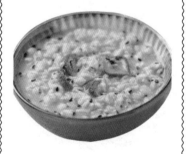

芝麻燕麦粥

【原料】黑芝麻、免煮燕麦片各 50 克，山楂片 10 克，糖适量。

【制法】黑芝麻洗净，沥水，放入锅内炒至香脆（也可用粉碎机打碎也能产生类似的效果）。碗内放入免煮燕麦片、黑芝麻和山楂片，冲入适量热开水搅匀。加入糖调味，凉至可食用温度即可。

【用法】佐餐食用。

【功效】补充维生素 E，养血。

桂桃藕粉羹

【原料】核桃仁 100 克，藕粉 25 克，白糖 15 克，桂圆 10 克，玫瑰花少许。

【制法】把核桃仁在沸水之中浸泡半小时后剥去膜；将核桃仁桂圆肉搅成糊状；将藕粉放入碗里，加适量低温开水化开，加入白糖、核桃糊，一边倒入，一边搅匀，以免藕粉结块，煮沸后出锅，撒上玫瑰花即成。

【用法】佐餐食用。

【功效】补磷壮骨。

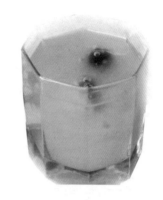

补肾壮骨粥

【原料】核桃仁 30 克，淮山药、黑豆、黑芝麻各 15 克，粳米 30 克。

【制法】黑豆洗净泡涨，黑芝麻炒香，淮山药、桃仁切碎；将上述诸料全部放入锅内，加适量清水煮至豆米烂熟即成。

【用法】佐餐食用。

【功效】补肾壮骨，抗衰老。

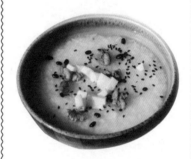

枸杞黑芝麻粥

【原料】粳米 80 克，黑芝麻 30 克，糯米 20 克，枸杞 10 克，糖桂花、冰糖各适量。

【制法】粳米、糯米洗净，浸泡 30 分钟；枸杞子洗净，泡发备用；黑芝麻洗净，捞出沥水，放入炒锅，炒香，取出待用。砂锅内加入适量清水，煮沸后把粳米、糯米、枸杞和黑芝麻倒入，大火煮沸。转小火慢慢煮约 40 分钟，中间搅拌几次，等粥变浓稠时，加冰糖、糖桂花煮至溶化即可。

【用法】佐餐食用。

【功效】补充维生素 E，养血。

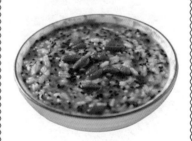

核桃淮山粥

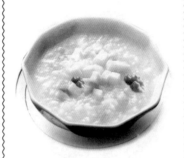

【原料】核桃仁 30 克，淮山药 20 克，粳米 50 克。

【制法】将核桃、淮山药切丁；将核桃、淮山药、粳米入锅，加水煮至粥熟即成。

【用法】佐餐食用。

【功效】健脾补肾，强壮筋骨。

六味地黄粥

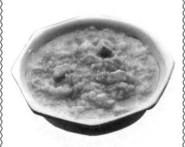

【原料】山药 30 克，茯苓 15 克，萸肉 15 克，泽泻 10 克，熟地 12 克，丹皮 10 克，粳米 100 克。

【制法】先将诸药加水煎去渣取药汁；粳米淘洗后，同药汁一起煮成粥即可。

【用法】佐餐食用。

【功效】补肾养阴，强筋壮骨。

芝麻花生猪肝粥

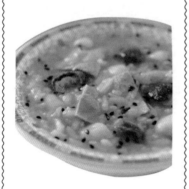

【原料】粳米 50 克，花生米 50 克，猪肝 40 克，山楂 30 克，芝麻 20 克，食盐适量。

【制法】粳米洗净，浸泡 1 小时；猪肝洗净，切片。砂锅内放适量清水，煮沸，放入花生米、芝麻，小火煮 1 小时，待花生米熟后，放入粳米，煮约 30 分钟。再放入猪肝片、山楂，煮 10 分钟，加食盐调味即可。

【用法】佐餐食用。

【功效】补充维生素 E，养血。

补骨薏米粥

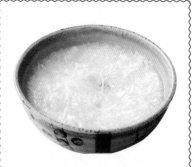

【原料】黑豆、薏米仁各 20 克，粳米 30 克，冰糖适量。

【制法】将黑豆、薏米仁淘洗净晾干，打成粉；将粉和粳米一起放入锅内，加清水煮成粥，再加入冰糖即成。

【用法】佐餐食用。

【功效】补雌激素，补骨质。

八珍粥

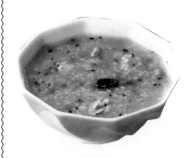

【原料】党参 30 克，当归 12 克，茯苓、白术、白芍各 15 克，熟地 12 克，川芎 10 克，炙甘草 6 克，粳米 100 克。

【制法】先将诸药水煎去渣，取药汁；将粳米淘净加药汁，煮成粥即成。

【用法】佐餐食用。

【功效】补气血，强筋骨。

第三节 菜肴饮食方

菜肴是以蔬菜、肉类、禽蛋类以及海味水产品等为主要原料，再配以一定比例的药物，经烹调（炒、爆、熘、烧、焖、烩、炖、煞、蒸、煮、扒、煨等）而制成的。

炒卷心菜

【原料】卷心菜 300 克，食用植物油、食盐、酱油、花椒、大葱各适量。

【制法】卷心菜择洗干净，沥干水，斜刀切成象眼块；大葱切成 2~3 厘米长的段。炒锅置旺火上，加入植物油烧热，放入花椒炸出香味后捞出。放入葱段稍煸，放入卷心菜翻炒，加酱油、食盐拌炒均匀即可出锅。

【用法】佐餐食用。

【功效】促进生长发育，防治骨质疏松。

杞桃鸡丁

【原料】鸡脯肉 50 克，核桃仁 100 克，枸杞 20 克，鸡蛋清 1 个，葱姜汁、姜米、食盐、料酒、淀粉、食用植物油各适量。

【制法】鸡脯肉洗净，切成鸡丁，加入葱姜汁等调味料拌匀，再用蛋清、淀粉上浆。桃仁用开水泡后去皮，沥水。枸杞子用水泡软。锅上火倒入油至五成热时，放入鸡丁划油至熟，捞出沥油。再投入桃仁炸至色泽金黄时，倒入漏勺沥油。锅中留少许底油，投入姜米炸香，放入鸡丁、桃仁、枸杞，溜入少许清水炒均，再用水淀粉勾芡，起锅装盘即成。

【用法】佐餐食用。

【功效】补充蛋白质，补钙壮骨。

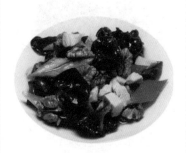

酿大白菜

【原料】大白菜 300 克，虾仁、猪瘦肉、香菇、姜、食盐、料酒、淀粉、白糖、清汤、食用植物油、香油各适量。

【制法】大白菜洗净，入沸水锅中余至六成熟，捞起，沥水，内部拍上适量淀粉。虾仁、猪瘦肉、香菇、姜均洗净后切成粒，加食盐、料酒、淀粉，制成馅，酿入大白菜内卷成白菜卷。烧锅倒入清水烧热，隔水蒸熟白菜卷，拿出切段，装盘。烧锅加入适量食用植物油烧热，添清汤，加食盐、白糖煮沸，用水淀粉勾芡，淋入香油，浇在白菜卷上即可。

【用法】佐餐食用。

【功效】补充维生素 C 和锌。

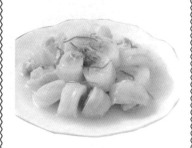

火腿油菜

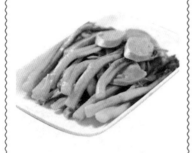

【原料】 油菜 150 克，火腿 25 克，食用植物油、料酒、清水、葱、食盐各适量。

【制法】 将油菜取心择洗净后切成段，火腿切成斜片，葱切段。将锅上火入食用植物油，大火烧热油后下入火腿炒出香味，捞起。投入菜心，加入清水、食盐、料酒，翻炒至八成熟，然后加入火腿，炒匀出锅即可。

【用法】 佐餐食用。

【功效】 防治骨质疏松。

猪脊煲莲藕

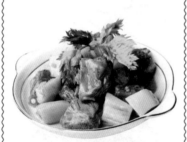

【原料】 猪脊骨（连髓）500 克，莲藕 250 克，葱、生姜、醋、料酒各适量。

【制法】 将猪脊骨洗净，斩成块状，莲藕洗净切成块状；将猪脊骨和莲藕放入砂锅内，加清水适量，用旺火煮沸，撇去浮沫，再加入葱、姜、醋和料酒，用小火煨至莲藕软烂即成。

【用法】 佐餐食用。

【功效】 补骨、补钙。

碎末焖大白菜

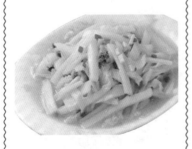

【原料】 大白菜 400 克，鸡腿菇、牛肉各 50 克，食用植物油、青椒、红椒、姜、食盐、清汤、糖、水淀粉各适量。

【制法】 将大白菜洗净，切成条；青椒、红椒、鸡腿菇、牛肉均切成粒；姜切末。烧锅置火上，加适量清水煮沸，下入大白菜条烫至软身，捞起沥干水分。烧锅加入适量食用植物油烧热，下入姜末、鸡腿菇粒、青椒粒、红椒粒、牛肉粒炒香。下入大白菜条，添清汤，加食盐、糖调味，用中火焖熟。水淀粉勾芡，出锅装盘即可。

【用法】 佐餐食用。

【功效】 补充维生素 C 和锌。

焖油菜心

【原料】油菜心 500 克，猪瘦肉 60 克，竹笋 30 克，鲜香菇 15 克，食用植物油、酱油、食盐、香油、料酒各适量。

【制法】将油菜心摘去老叶，取其菜心，用刀切除老根，切段；猪瘦肉洗净，切片；香菇、竹笋洗净，切片。锅置大火上，倒入食用植物油烧热，下入油菜心段，滑至变色转软时，捞起沥干油。炒锅内加入食用植物油烧热，倒入肉片，炒至断生，倒入香菇片、笋片翻炒，放入油菜心，加入料酒、酱油、糖、食盐、清水，沸后改用小火加盖焖烧片刻即可。

【用法】佐餐食用。

【功效】壮骨补钙。

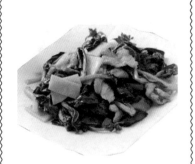

杜仲炖猪排

【原料】杜仲 15 克，猪排骨 1000 克，葱、生姜各适量。

【制法】将杜仲洗净切片；葱挽结，生姜拍破，排骨洗净斩成寸块；将杜仲、排骨放入砂锅内大火烧沸，撇除浮沫加入生姜、葱，改小火炖至肉熟烂即成。

【用法】吃肉喝汤，吃时在汤中滴几滴醋。

【功效】壮腰，补钙。

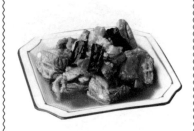

酥焖鲫鱼

【原料】鲫鱼 800 克，海带、胡萝卜各 50 克，咸菜、葱、姜、蒜各 20 克，料酒、醋各 30 毫升，花椒、大料各 5 克，酱油、糖、食盐各 10 克。

【制法】海带切段再卷成小卷；咸菜和胡萝卜分别切成厚片；葱切段、姜切片、蒜切末。取铁锅，锅底码放好咸菜片和胡萝卜片，葱、姜、蒜撒在上面，再摆上鱼。放一层卷好的海带卷，加花椒、大料、酱油、糖、料酒、醋和食盐，倒适量水没过鱼即可。反扣一个盘子压在鱼上，大火烧开后改小火焖 1 小时即可。

【用法】佐餐食用。

【功效】补充蛋白质、维生素 A、维生素 B、钙、镁、锌、硒等。

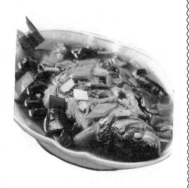

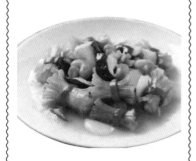

芥蓝腰果炒香菇

【原料】芥蓝200克，香菇200克，腰果50克，红辣椒、蒜、食盐、糖、食用植物油、水淀粉、香油各适量。

【制法】将红辣椒洗净，切圈；将芥蓝改成花状，串上红辣椒圈；芥蓝、香菇分别氽水；腰果炸熟。锅下食用植物油烧热，将辣椒圈、芥蓝、香菇、腰果入锅中翻炒，入蒜片、食盐、糖炒匀，用水淀粉勾芡，淋香油出锅即成。

【用法】佐餐食用。

【功效】补充维生素D，利于血钙平衡、骨骼钙化。

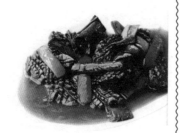

杜仲炒腰花

【原料】炙杜仲12克，猪腰250克，花椒、葱、生姜、料酒、豆粉、食盐、白糖、食用植物油适量。

【制法】将炙杜仲放锅内，加适量清水熬成50毫升药液，猪腰对剖两片，除去腰臊筋膜，切成腰花，葱切成细花，生姜切成片；将杜仲药液加料酒、豆粉、食盐、白糖拌入腰花内拌匀；炒锅置旺火上，倒入橄榄油或山茶油烧至八成熟，放入花椒稍炒，投入腰花快速炒散，放入葱花、姜片、蒜米、酱油炒匀即成。

【用法】佐餐食用。

【功效】壮腰膝，降血压。

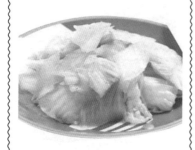

醋熘白菜

【原料】白菜500克，食盐3克，酱油5毫升，醋10毫升，干红椒5克，香油5毫升，水淀粉、糖、葱、食用植物油各适量。

【制法】将白菜洗净，从中间切开，然后将刀倾斜30°将白菜片成薄片；葱切片；干红椒洗净，剪块。锅中倒入食用植物油，烧至五成热，放入干红椒块，爆出香味后放入葱，随后倒入白菜片翻炒1分钟。依次放入醋、酱油、糖、食盐，翻炒3分钟，待白菜出汤后，用水淀粉勾芡，淋入香油，翻炒几下即可装盘。

【用法】佐餐食用。

【功效】补充维生素C和锌。

葱烧黑木耳

【原料】黑木耳 30 克，大葱、食盐、酱油、淀粉、食用植物油各适量。

【制法】黑木耳泡发，放入沸水中余熟；大葱择洗干净，切成细丝。锅中倒入食用植物油烧热，放入葱丝，炒出香味，加入烫好的黑木耳，翻炒几下。再加入酱油和食盐，出锅前淋入水淀粉勾芡即可。

【用法】佐餐食用。

【功效】补充钙、磷，清理消化道，清胃涤肠。

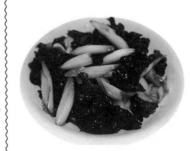

枸杞肉丝

【原料】枸杞 100 克，瘦猪肉 100 克，青笋 100克，橄榄油 30 克，豆粉、食盐、白糖、料酒、芝麻油适量。

【制法】将瘦猪肉洗净切成丝拌豆粉和匀，青笋去皮洗净，切成丝，枸杞洗净；将锅中橄榄油烧热，放入肉丝炒散，加入酱油、青笋，炒熟后加入食盐、白糖、料酒各少许，搅匀，放入枸杞翻炒几下，淋入芝麻油即成。

【用法】佐餐食用。

【功效】补钙壮骨。

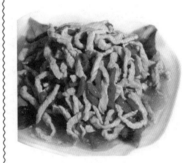

萝卜干焖黄豆

【原料】黄豆 500 克，萝卜干 200 克，食用植物油 50 毫升，酱油、糖、食盐、料酒各适量。

【制法】萝卜干洗净，切方丁；黄豆洗净泡软。炒锅置火上，加入适量食用植物油烧热，下入萝卜干丁，煸炒 1 分钟后盛入盘内。另起锅，加入适量食用植物油烧热，下入黄豆煸炒，加料酒，再加食盐、酱油、糖焖熟，加萝卜干调味。出锅装盘即可。

【用法】佐餐食用。

【功效】补充钙、铁、磷，增强人体的免疫力，预防骨质疏松。

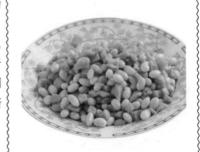

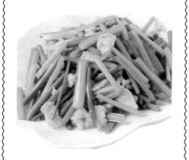

鸡蛋炒韭菜

【原料】韭菜 400 克，鸡蛋 200 克，姜、香油、食盐、食用植物油各适量。

【制法】将韭菜花摘去老梗，切成段；姜洗净，切丝；将鸡蛋打进碗里搅碎，拌上姜丝。将炒锅置火上，加入适量食用植物油烧热，下入鸡蛋，待鸡蛋表面微微焦。倒入韭菜花翻炒至九成熟，加食盐调味，出锅装盘即可。

【用法】佐餐食用。

【功效】补钙强身。

香菇炒栗子

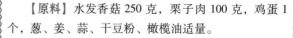

【原料】水发香菇 250 克，栗子肉 100 克，鸡蛋 1 个，葱、姜、蒜、干豆粉、橄榄油适量。

【制法】将香菇、栗子肉、姜、葱、蒜洗净，葱切成节，香菇、栗子、姜、蒜均切成片；将栗片入开水锅，煮至六成熟，捞出沥去水，将香菇片装入碗内，加鸡蛋和干豆粉拌匀；炒锅置中火，倒入橄榄油烧至六成热，下香菇片、栗子片、调料合炒几下，加汤烧开，勾薄芡即成。

【用法】佐餐食用。

【功效】壮腰膝，强筋骨。

萝卜蒸菜

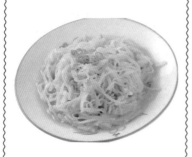

【原料】萝卜 500 克，米粉 50 克，酱油、香油、葱、食盐、姜各适量。

【制法】萝卜去皮，洗净，切丝；葱、姜洗净，均切末。米粉、姜末、食盐和萝卜丝一起放在碗中拌匀。拌好的萝卜丝放进锅内蒸 15 分钟。萝卜从锅中取出后，加入葱末、酱油、香油调匀即可。

【用法】佐餐食用。

【功效】补充钙、铁、磷，增强人体的免疫力，预防骨质疏松。

番茄炒鸡蛋

【原料】番茄 300 克，鸡蛋 150 克，食用植物油、食盐、糖各适量。

【制法】将番茄洗净，切成块；将鸡蛋磕入碗中，加食盐打匀。将炒锅置火上，加入适量食用植物油烧热，倒入鸡蛋液，凝固时，用炒勺从鸡蛋的边缘轻轻进入，将鸡蛋翻过来，煎一下，等两面的颜色都呈现金黄色时，取出。下入番茄块，翻炒几下，加鸡蛋、食盐、糖，翻炒几下，出锅装盘即可。

【用法】佐餐食用。

【功效】预防骨质疏松。

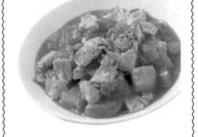

海参荷包

【原料】水发海参 250 克，瘦猪肉 200 克，虾米 10 克，鸡蛋 2 个，豆粉 50 克，鸡汤 500 克，调料适量。

【制法】海参去内脏洗净同猪肉、虾米洗净剁成泥，并加调料适量，做成馅，鸡蛋在锅内摊成皮；将上述馅、皮包成荷包上笼蒸 15 分钟，即可。

【用法】佐餐食用。

【功效】补充蛋白质和钙。

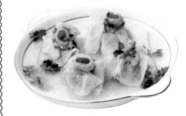

鸡汁萝卜

【原料】萝卜 80 克，浓鸡汤 50 毫升，食盐、食用植物油各适量。

【制法】萝卜洗净，去皮，切成圆片，稍余水后捞出，放入碟子里。将食盐、浓鸡汤、食用植物油调匀后淋在萝卜片上。锅烧开水后将萝卜放入锅内蒸约 10 分钟即可。

【用法】佐餐食用。

【功效】补充钙、铁、磷，增强人体的免疫力，预防骨质疏松。

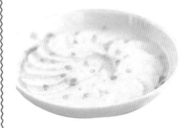

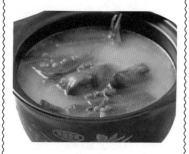

绿豆海带煲乳鸽

【原料】乳鸽 400 克，水发海带 200 克，绿豆 50 克，猪脊骨 100 克，姜 10 克，陈皮 5 克，食盐 5 克。

【制法】将猪脊骨斩件冷冻；乳鸽剖好，洗净斩件；姜去皮。往砂锅内放适量清水煮沸，放入猪脊骨、乳鸽氽去血渍，倒出，用温水洗净。砂锅内放入猪脊骨、乳鸽、海带、绿豆、陈皮、姜，加入适量清水，煲 2 小时，调入食盐即可。

【用法】佐餐食用。

【功效】增强钙的吸收，抗骨质疏松。

首乌狮子头

【原料】制首乌 30 克，猪瘦肉 100 克，洋葱 50 克，卷心菜 250 克，胡萝卜 50 克，豆粉、食盐、酱油、葱末、橄榄油适量。

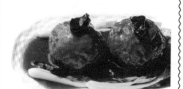

【制法】将猪肉洗净剁成肉泥，加豆粉、酱油、食盐和匀做成肉丸，在油锅内炸成金黄色，捞起；将洋葱洗净切大块，胡萝卜刮皮切块，卷心菜洗净切大块；制首乌放入炖锅加清水，烧开后用小火炖 40 分钟左右。捞出首乌，放入胡萝卜、肉丸、洋葱、卷心菜、食盐、酱油、葱末，入味后，勾芡即成。

【用法】佐餐食用。

【功效】补血壮骨，增强体力。

六味萝卜

【原料】白萝卜 200 克，五香粉、辣椒粉、食盐、酱油、食用植物油、葱末各适量。

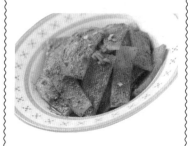

【制法】将白萝卜洗净，一层萝卜一层食盐入缸进行腌制，大约腌 2 个月，捞出，晾 3 天，切成片，备用。将酱油、五香粉与萝卜片拌匀，酱制萝卜片。锅放食用植物油烧热，将辣椒粉倒入热油锅中，5~10 分钟后，掺入萝卜中，拌匀，撒葱末即成六味萝卜菜。

【用法】佐餐食用。

【功效】补充钙、铁、磷，增强人体的免疫力，预防骨质疏松。

黄精海参炖乳鸽

【原料】乳鸽 400 克，黄精 10 克，水发海参 150 克，益母草 10 克，猪瘦肉 150 克，食盐 5 克，姜片 3 克，葱段 3 克。

【制法】先将乳鸽剁净开背，猪瘦肉斩件；黄精、益母草洗净备用。锅内放适量清水煮沸，放入乳鸽、猪瘦肉，汆去血渍，倒出，用温水洗净。将乳鸽、猪瘦肉、益母草、黄精、海参、姜片、葱段放入盅内，加入适量清水炖 2 小时，调入食盐即可。

【用法】佐餐食用。

【功效】壮骨补钙。

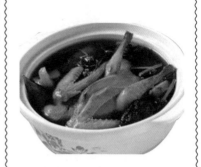

蘑菇烧茄子

【原料】茄子 250 克，鲜蘑菇 250 克，干豆粉 20 克，食盐、水豆粉、姜片、蒜片、橄榄油各适量。

【制法】将茄子去皮切成小方块，干豆粉调成糊，将茄子拌匀，蘑菇洗净去蒂切成片，茄块炸成黄色；炒锅放入橄榄油烧热，下姜、蒜片炒香，蘑菇下锅炒熟，掺汤，加入茄块及调料略煮，勾芡收汁，撒葱花拌匀即可。

【用法】佐餐食用。

【功效】补钙，降脂。

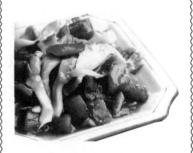

花生米拌卷心菜

【原料】卷心菜 300 克，花生米 100 克，蒜、葱、食盐、香油、辣豆瓣、芝麻酱各适量。

【制法】卷心菜、葱、蒜均洗净，切丝；花生米炒熟。将卷心菜丝、葱丝、蒜丝沥干，放在大碗中，加食盐、香油拌匀，再放进冰箱腌 2 小时。待食用时，取出卷心菜，加入花生米，加辣豆瓣、芝麻酱，拌匀即可。

【用法】佐餐食用。

【功效】补充维生素 C，增进食欲，促进消化，预防便秘。

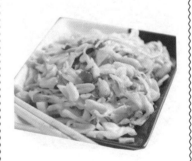

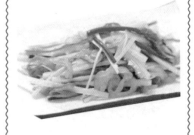

黄瓜姜丝海蜇

【原料】黄瓜、水发海蜇各 200 克，姜、食盐、醋、香油各适量。

【制法】将黄瓜、姜分别切成细丝。将水发海蜇放入清水中浸泡，洗去食盐分和矾，切成细丝后入清水中浸泡，放入热水锅中氽一下，捞出沥干，放入碗中。加入黄瓜丝、姜丝拌匀，再加食盐、醋、香油，拌匀即可。

【用法】佐餐食用。

【功效】壮骨补钙，清热解毒，化痰软坚，降压消肿。

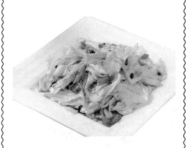

手撕卷心菜

【原料】卷心菜 650 克，干辣椒、花椒、蒜、香菜、食用植物油、生抽、食盐各适量。

【制法】将卷心菜洗净，摘去老叶，撕成片状；干辣椒切成丁；蒜剁成末。炒锅置火上，加入适量食用植物油烧热，下入蒜末、干辣椒丁和花椒，炒至香气四溢。倒入卷心菜，大火快炒至菜叶稍软，略呈半透明状，加生抽和食盐炒匀入味，盛入盘中，放上香菜叶做点缀即可。

【用法】佐餐食用。

【功效】补充维生素 C，增进食欲，促进消化，预防便秘。

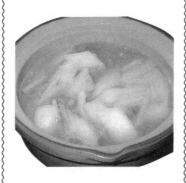

白菜炖排骨

【原料】猪排骨（连髓）500 克，大白菜 250 克，葱、生姜、香醋、食盐、料酒各适量。

【制法】将猪排骨洗净，斩成块状；白菜洗净，切成块状。将猪排骨放入砂锅内，加清水，旺火煮沸，撇去浮沫，加入葱、生姜、香醋和料酒，小火炖至猪脊骨软烂时，放入白菜、食盐，继续炖至熟，连锅上桌即可。

【用法】佐餐食用。

【功效】健骨防衰老。

蒜泥蒸大虾

【原料】大虾 350 克，蒜 20 克，红辣椒、葱各 5 克，蒜蓉辣酱、糖、生抽各适量。

【制法】将大虾开边切开，去虾肠，洗净，用布吸干水分。将蒜去包衣拍碎，剁成蒜蓉；红辣椒切丝；葱切粒。把蒜蓉辣酱、糖、生抽和蒜蓉放于碗里，调成汁备用。将大虾排在微波容器上，把蒜蓉汁、红辣椒丝、葱粒放在大虾上，用保鲜纸包裹，留一小口疏气，高火蒸 8 分钟取出即可。

【用法】佐餐食用。

【功效】补肾壮阳，补钙壮骨，健脾化瘀，益气通乳，通络止痛。

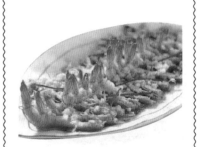

杞参鸽蛋

【原料】枸杞 15 克，水发海参 150 克，鸽蛋数个，橄榄油 100 克，鸡汤及各种调料适量。

【制法】枸杞洗净，海参用凉水浸发，抠去内壁膜，再用沸水焯两遍，冲洗净切成片；鸽蛋煮熟后去壳，并粘满干淀粉，炸成金黄色待用；炒锅油熟后，姜、葱煸炒，加入鸡汤煮 2~3 分钟后弃姜葱，加入料酒、胡椒粉和海参，烧沸后，撇去浮沫，改文火煨 40 分钟，加入鸽蛋，再煨 10 分钟，取出海参鸽蛋。将原汁加入猪油，用湿淀粉勾芡，淋在海参、鸽蛋上即成。

【用法】佐餐食用。

【功效】滋阴补肾，补钙壮骨。

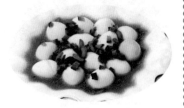

油豆腐烧油菜

【原料】油菜 300 克，油豆腐 250 克，食用植物油 25 毫升，酱油 10 毫升，食盐、白糖各适量。

【制法】将油菜择洗干净，切段；油豆腐洗净，切成两瓣。锅置火上，放食用植物油烧至八成热，放油菜翻炒，放入油豆腐一起煸炒。加入少量食盐、白糖后继续翻炒 2 分钟，加入酱油再翻炒几下。

【用法】佐餐食用。

【功效】补充钙、铁、维生素 C。

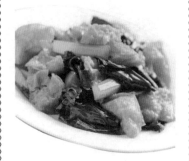

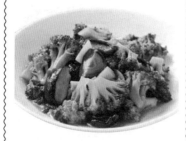

香菇炒西兰花

【原料】西兰花 450 克，香菇、食用植物油、蒜片、食盐、胡椒粉各适量。

【制法】西兰花洗净，切成块；用热水把香菇泡软，洗净挤干水分，切成片。西兰花、香菇放入沸水中烫 3 分钟，捞出。炒锅置大火上，加入适量食用植物油烧热，下入蒜片炒香，约 1 分钟，倒入香菇炒 1 分钟，加西兰花、食盐炒翻均匀。倒入清水，将锅盖盖上，用中火焖 5 分钟左右，直到西兰花烧软，期间需要不断翻炒，蒜片去掉，撒上胡椒粉即可。

【用法】佐餐食用。

【功效】补钙，提高免疫力。

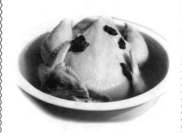

生地黄鸡

【原料】鸡 1 只（约 1000 克），生地黄 250 克，饴糖 150 克。

【制法】鸡宰杀后除去鸡毛及内脏洗净；将生地黄洗净，切细与饴糖合放入鸡腹腔内，用棉线扎紧，放入瓷锅内，加适量清水，用小火煮至鸡肉烂熟，取出地黄即可。

【用法】吃肉喝汤。

【功效】补肾阴壮骨。

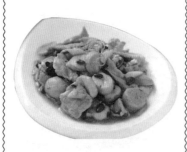

板栗烧猪肉

【原料】猪瘦肉 100 克，板栗仁 200 克，姜、葱、食用植物油、食盐、豆豉、鸡汤、水淀粉各适量。

【制法】将板栗仁用水煮至脱生，猪瘦肉切成片，姜去皮切块，葱切成段。烧锅下食用植物油，烧至八成热时放入板栗煸炒，熟后盛入盘里。锅中放入姜块、豆豉炒香，加入猪瘦肉片同炒，加鸡汤、板栗，用小火焖约 5 分钟。调入食盐、葱段，续烧一下，用水淀粉勾芡，翻匀即可出锅入碟。

【用法】佐餐食用。

【功效】补肾壮腰，强筋健骨。

莴笋炒山药

【原料】山药、莴笋各 250 克，胡萝卜 50 克，食盐、胡椒粉、醋、食用植物油各适量。

【制法】将山药、莴笋、胡萝卜分别洗净，去皮，切长条，余水。锅内入食用植物油烧热，放入山药、莴笋、胡萝卜，加食盐、胡椒粉、醋调味翻炒即可。

【用法】佐餐食用。

【功效】调节骨代谢。

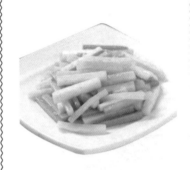

枸杞蒸仔鸡

【原料】枸杞 15 克，仔鸡 1 只（约 1000 克），调料适量。

【制法】将仔鸡宰杀去毛洗净后除去内脏，然后将枸杞洗净后放入鸡腹腔内；将生姜、葱、食盐、料酒、胡椒粉放入盆内加入清汤，然后将鸡（腹部朝上）放入盆内，上笼用大火蒸熟即成。

【用法】佐餐食用。

【功效】补肾壮骨，降糖明目。

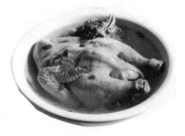

板栗焖羊肉

【原料】羊肋肉 500 克，板栗 150 克，芹菜、葱、生抽、腐乳汁、糖、醋、香油、淀粉、清汤各适量。

【制法】羊肋肉切块，用开水煮 10 分钟，捞出洗净沥干；板栗洗净，放沸水中，用大火煮 2 分钟，捞出，过凉，剥壳，去膜待用。芹菜洗净切段，葱洗净切粒。起锅放羊肉块，加清汤、腐乳汁、生抽、糖煮开。再加板栗、醋，转小火盖上盖，焖 1 小时左右。转大火收汁，加入芹菜段、葱粒，用水淀粉勾芡，淋香油，翻拌均匀，出锅装盘即可。

【用法】佐餐食用。

【功效】补肾壮腰，强筋健骨。

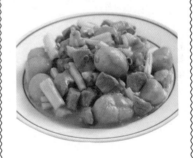

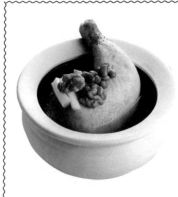

黄豆核桃鸡

【原料】鸡 1 只，黄豆、核桃各 50 克，葱白、姜末、胡椒粉、食盐各适量。

【制法】鸡洗净，斩件备用。黄豆泡软，核桃取仁备用。各材料同放炖盅中，加葱白、姜末，然后加水至八成满，炖约 2 小时取出，可加胡椒粉和食盐适量。

【用法】饮汤连渣服食。

【功效】益气健脾，补肾益精。

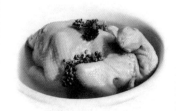

女贞鸡

【原料】女贞子 100 克，旱莲草 50 克，磁石 30 克，鸡 1 只（约 1000 克）。

【制法】将鸡去毛和内脏洗净，将磁石用双层纱布包裹；与女贞、旱莲草同入砂锅，加清水适量，大火煮沸，撇去浮沫，加料酒，用文火炖至鸡肉烂熟即可。

【用法】佐餐食用。

【功效】补肾，聪耳，壮骨。

白菜丝拌紫菜

【原料】白菜 500 克，紫菜 15 克，蒜 25 克，食用植物油、食盐、醋、香油各适量。

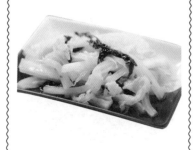

【制法】取白菜嫩叶切成丝，放入开水氽水后捞出，用冷水过凉，捞出，挤去水分。将紫菜放温水里浸泡片刻，撕成小块，取出沥水备用；蒜剁成蒜末。将锅置火上，放食用植物油烧至五成热时，放入蒜末煸炒出香味，出锅倒在碗里，加上食盐、醋、香油拌匀成味汁。将白菜丝和紫菜放在大碗里，加调好的味汁调拌均匀，装盘上桌即可。

【用法】佐餐食用。

【功效】补充蛋白质、钙、维生素 A，提高机体的免疫力。

香煎茄子银鱼仔

【原料】茄子 2 条，银鱼仔（干品）240 克，蒜茸、生抽、生粉、糖各适量。

【制法】茄子洗净，去蒂切条状，在锅内拖水盛起，沥干水分。银鱼仔用清水泡软，用腌料稍腌片刻。起锅爆香蒜茸，将茄子煎香，加入调味料兜匀上碟。再起油锅，爆炒银鱼仔，倒入少许酒煮至熟，然后盛放在茄子面上。

【用法】佐餐食用。

【功效】强身壮骨。

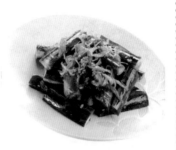

龙马童子鸡

【原料】虾仁 15 克，海马 10 克，仔公鸡 1 只（约1000 克），料酒、食盐、生姜、葱、水豆粉、清汤适量。

【制法】将鸡宰杀，除内脏，洗净后放入盆内；将海马、虾仁用温水洗净，浸泡 10 分钟，分放在鸡肉上，加葱、姜、清汤，上笼蒸至肉烂熟；出笼后拣去葱、姜，放入食盐，勾茨汁，淋在鸡上即成。

【用法】每周一次。

【功效】温肾壮阳，补钙补锰。

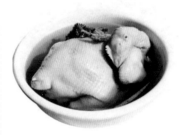

紫菜蛋卷

【原料】低筋面粉 100 克，奶油 200 克，鸡蛋 2个，即食紫菜片 3 片，糖 140 克。

【制法】锅中倒入奶油，以小火加热至溶解，倒入糖拌匀，打入鸡蛋搅拌均匀，再调入低筋面粉，搅成面糊，将适量面糊逐一舀至烤盘上，分别摊成圆薄片状待烤。烤箱预热 180℃，放入烤盘烤 5 分钟，趁热取出，利用筷子将面皮卷成卷状，再卷上一块紫菜片，待其冷却定型即可。

【用法】佐餐食用。

【功效】补充蛋白质、钙、维生素 A，提高机体的免疫力。

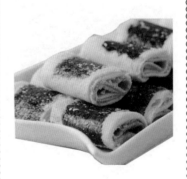

番茄银鱼炒蛋

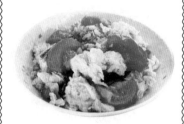

【原料】番茄 2~3 个，鸡蛋 2 个，银鱼干 160 克，葱 1 根，姜茸、清水少许。

【制法】番茄洗净切块；葱切段；银鱼洗净沥干；鸡蛋打成蛋液；烧热油锅，放姜茸、银鱼兜炒片刻，然后倒入蛋液与银鱼炒匀，盛起。再起油锅，放番茄兜炒，倒入少许清水，待熟，将鸡蛋银鱼回锅炒匀上碟。

【用法】佐餐食用。

【功效】滋阴健胃，壮骨补钙。

归芪炖鸡

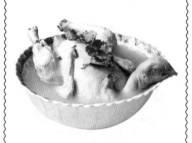

【原料】炙黄芪 100 克，当归 20 克，仔母鸡 1 只（1000 克），料酒、胡椒粉、食盐、葱、生姜各适量。

【制法】将鸡宰杀去毛和内脏洗净，放砂锅内，再放入黄芪、当归、葱（挽结）、生姜（拍破）、料酒、胡椒粉；大火煮沸，撇除浮沫，改小火炖 2~3 小时即可。吃时可加食盐。

【用法】佐餐食用。

【功效】补气血，补钙锰。

虾仁菜心

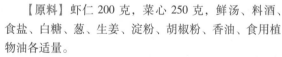

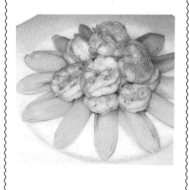

【原料】虾仁 200 克，菜心 250 克，鲜汤、料酒、食盐、白糖、葱、生姜、淀粉、胡椒粉、香油、食用植物油各适量。

【制法】将菜心洗净，修成宝剑状；虾仁洗净，放碗内，加料酒、食盐、淀粉拌和上浆。锅上火，放油烧热至 105℃，放入虾仁滑油至八成熟，捞出沥油；锅复上火，放油烧热，倒入菜心迅速翻炒，用调味料调好口味，起锅装盆（摆成放射状）。锅再上火，放油、烧热，放生姜、葱煸香，加入料酒、食盐、白糖、鲜汤烧沸，用湿淀粉勾芡，倒入虾仁翻均匀，淋香油，撒胡椒粉，装入菜心盘中即可。

【用法】佐餐食用。

【功效】补充维生素 C、蛋白质、钙、磷、铁。

花生大枣焖猪蹄

【原料】猪蹄 600 克，花生 100 克，大枣 20 枚、生姜、花椒、八角、酒、生抽、糖各适量。

【制法】先将花生、大枣洗净，浸泡于清水中。将猪蹄汆水沥干，放在砂锅内，加入清水，同时放入备好的花生、大枣、生姜、花椒、八角及酒、生抽、糖等调味料。大火烧开后改用小火煨炖至猪蹄烂熟。

【用法】佐餐食用。

【功效】养血补脾。

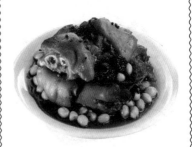

首乌咖喱鸡

【原料】鸡胸肉 250 克，洋葱 50 克，洋芋 100 克，胡萝卜 50 克，咖喱块 50 克，制首乌 20 克，骨碎补 10 克，食盐少许。

【制法】将制首乌、骨碎补加清水煮后去渣取药汁约 500 毫升；鸡肉洗净切块，洋葱、洋芋、胡萝卜去外皮洗净切块；将药汁入锅内，放鸡肉、洋葱、洋芋、胡萝卜，大火煮沸，改小火煨熟，加食盐和咖喱调和均匀即可。

【用法】佐餐食用。

【功效】抗衰老，壮筋骨。

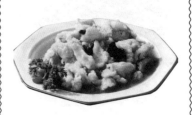

肉酱花生米

【原料】花生米 100 克，猪肉馅 50 克，干辣椒 15 克，大葱 10 克，香菜 5 克，料酒 5 毫升，糖 5 克，酱油 5 毫升，清汤 15 毫升，食用植物油 5 毫升。

【制法】花生米泡软，洗净，沥干水允干辣椒洗净，泡软，切段；大葱切丁；香菜择洗干净，切段。炒锅上火烧热，加适量食用植物油，下葱丁、干辣椒段炝锅，下入猪肉馅煸炒至变色。烹入料酒、清汤、糖、酱油，炒至浓稠，出锅装碗。将花生米炒熟。用炒好的肉酱拌匀花生米，加入香菜段即可。

【用法】佐餐食用。

【功效】补充钙、磷等。

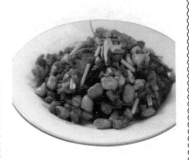

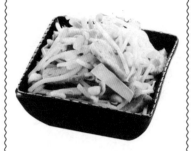

大豆芽炒鱼松

【原料】大豆芽 600 克，鱼松 160 克，豆腐干 2 块，姜丝、食盐各适量，食盐、糖、胡椒粉少许。

【制法】大豆芽去根洗净；豆腐干洗净切条状。鱼松用腌料拌匀，用油锅煎熟后切成条状，备用。起油锅，爆香姜丝，放入大豆芽兜炒，加入豆腐干一起炒，下食盐调味后再将鱼松回锅一起炒匀即可。

【用法】佐餐食用。

【功效】健脾养血，降脂补钙。

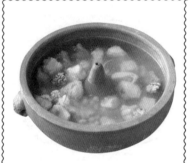

黄豆核桃汽锅鸡

【原料】鸡肉 750 克，黄豆 50 克，核桃仁 50 克，葱白、生姜、食盐、胡椒粉适量。

【制法】将鸡肉洗净切块，黄豆发涨，葱挽成结放入汽锅内，加水至锅壁 2/3；隔水小火蒸 2 小时，出锅放少许胡椒粉即成。

【用法】佐餐分多次食用。

【功效】补气血壮骨。

香菇扒菜胆

【原料】油菜 250 克，香菇 100 克，食用植物油、香油、蚝油、生抽、食盐、清汤、白糖、水淀粉各适量。

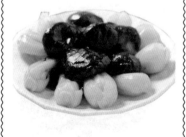

【制法】油菜洗净，摘去老叶；香菇去蒂，泡发。锅中加清水煮沸，入油菜，加食盐，烫熟后捞出摆入碟内待用。锅中入食用植物油烧热，入清汤煮沸，入香菇，加食盐、蚝油、生抽、白糖、香油煮透，用水淀粉勾芡，倒在油菜中间即可。

【用法】佐餐食用。

【功效】补充维生素 C、维生素 D，降血压，降血脂，降低胆固醇。

清蒸河虾

【原料】河虾 600 克，姜茸、蒜茸适量，生抽适量。

【制法】河虾洗净摆放在碟上，备用。将河虾隔水大火蒸 15 分钟至熟透（虾尾弯起）即可上台。烧热油锅，倒入姜茸和蒜茸炒匀，盛起放小碟内，淋上生抽调味。

【用法】佐餐食用。

【功效】健脾理气，补肾壮骨。

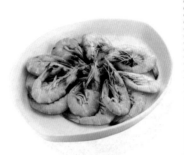

三七鹌鹑

【原料】鹌鹑 2 只（约 500 克），三七粉 1 克，食盐少许。

【制法】将鹌鹑洗净切块，放入碗内，撒上三七粉并拌匀，加适量食盐，隔水蒸熟即成。

【用法】佐餐食用。

【功效】补血活血，强筋壮骨。

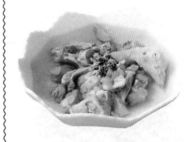

香菇生菜

【原料】生菜 400 克，香菇 50 克，水淀粉、食盐、姜、蒜、料酒、玫瑰酒、熟鸡油、食用植物油各适量。

【制法】生菜去根、老叶，洗净，撕小块，汆水，沥干备用；香菇去蒂，切成丝；姜洗净，切末；蒜去皮，切末。炒锅置火上，加入适量食用植物油烧热，下入蒜末和香菇丝煸炒片刻，加清水、姜末、料酒、玫瑰酒煮沸。放入生菜炒匀，加料酒、食盐调味，用水淀粉勾芡，淋上熟鸡油，出锅装盘即可。

【用法】佐餐食用。

【功效】补充维生素 C、维生素 D，降血压，降血脂，降低胆固醇。

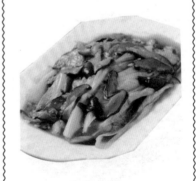

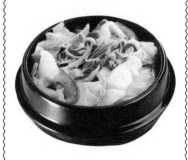

砂锅豆腐海鲜煲

【原料】大白菜 300 克，鲜鱿 160 克，鲜蘑菇 160 克，虾干 40 克，豆腐 2 块，火腿 1 小块，姜丝、葱丝各少许，清水、食盐各适量。

【制法】大白菜洗净，切斜块，氽水沥干备用。豆腐洗净切块；鲜蘑菇洗净切片；火腿切薄片。鱿鱼剖好洗净，切成花刀，氽水沥干备用。将大白菜、豆腐、鱿鱼、火腿、虾干放入砂锅，加入清水煲滚，再将姜丝、葱丝放入砂煲内，同煮至大白菜熟后，用食盐调味即可食用。

【用法】佐餐食用。

【功效】健胃益钙，保持骨骼健康。

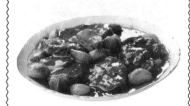

蒜烧鲇鱼

【原料】鲇鱼 500 克，大蒜 100 克，郫县豆瓣 50 克，水豆粉、橄榄油、鲜汤、各种调料适量。

【制法】鲇鱼去内脏后洗净，抹上少量食盐；炒锅置中火，下橄榄油至三成熟，放入蒜瓣炸至皮起皱纹，加入豆瓣炒香至油呈红色，下姜末炒香，放入鲇鱼、汤、酱油烧沸。改用小火将鱼翻动一下，烧熟后，放入盘内；在锅内放入白糖，用水豆粉勾芡，再加醋、姜末、葱花成汁，淋在鱼身上即成。

【用法】佐餐食用。

【功效】补充蛋白质、维生素 D 和钙磷。

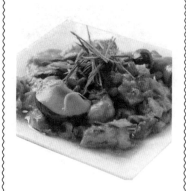

香菇滑鸡

【原料】带骨鸡 500 克，腊肠 20 克，香菇 30 克，姜片 10 克，葱段 10 克，食盐 6 克，淀粉 10 克，食用植物油 10 毫升。

【制法】鸡斩块；腊肠切片；香菇浸透后也切片。鸡块加食盐腌 10 分钟，再加葱段、淀粉、香菇片、姜片一起拌匀，平铺在碟上，淋上食用植物油。将腊肠片覆盖在鸡块上，放入电蒸锅中，蒸 30 分钟即成。

【用法】佐餐食用。

【功效】补充维生素 C、维生素 D，降血压，降血脂，降低胆固醇。

豆角金菇炒鳝片

【原料】豆角 300 克，黄鳝 4 条，金针菇 1 包，姜丝、蒜茸、生抽、酒、胡椒粒、糖各少许，食盐适量。

【制法】黄鳝剖好洗净切片，用腌料拌匀稍腌片刻。豆角洗净摘段，余水沥干备用；金针菇去根部，洗净。烧热油锅，爆香蒜茸，放豆角兜炒至熟，下食盐调味后装碟。再起油锅爆姜丝，放入鳝片爆炒，放入金针菇炒匀至熟，铺上豆角即成。

【用法】佐餐食用。

【功效】补益气血，强壮筋骨。

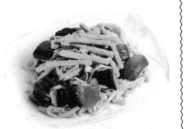

豆豉鲮鱼

【原料】鲮鱼 2 条（约 250 克），豆豉 15 克，芝麻油 10 毫升，大豆油 100 毫升。

【制法】将鲮鱼去肚肠后洗净；炒锅置旺火上，放大豆油，烧至八成熟时放入鲮鱼，炸熟，再放入豆豉，炒匀后起锅，淋上芝麻油即成。

【用法】佐餐食用。

【功效】补充蛋白质和钙、镁。

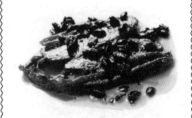

砂锅鱼头豆腐

【原料】带肉鲢鱼头 1 只，豆腐 2 块，水发干贝 20 克，冬笋 50 克，熟猪肉 30 克，青蒜 10 克，葱段、生姜片、酱油、食盐、白糖、料酒、胡椒粉、鲜汤、食用植物油各适量。

【制法】鱼头沥水，劈两半，加食盐、料酒、酱油腌渍半小时；熟猪肉、冬笋切片；豆腐切条开水焯一下；青蒜切段。锅上火，油烧热至 180℃，放入鱼头，煎成两面黄色，把油潷出，烹入料酒，加盖焖片刻，放入葱段、生姜片、鲜汤、酱油、食盐、白糖、干贝、猪肉片、冬笋片，大火烧开，小火焖 15~20 分钟，烧至两眼珠凸出，鱼皮起皱，鱼肉离骨时倒入砂锅，加入豆腐，烧开，盖锅盖稍焖，再放入胡椒粉，撒上青蒜段，烧开。

【用法】佐餐食用。

【功效】提高人体对钙的吸收率。

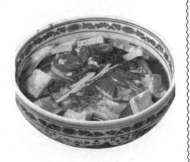

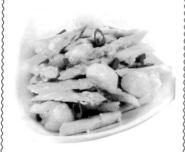

鲜芦笋炒带子

【原料】新鲜芦笋 300 克，鲜带子（又称鲜贝）8~10 粒，红辣椒 1 个，蒜茸、生粉、姜汁、食盐、清水各适量，胡椒粉少许。

【制法】将鲜带子解冻，用胡椒粉、姜汁稍腌 10 分钟，然后扑生粉，入锅走油。新鲜芦笋洗净，斜切段，然后用清水煨 5 分钟，盛起备用。烧热锅放油，下蒜茸、红辣椒爆炒带子，将芦笋倒入炒至熟，最后下食盐调味即成。

【用法】佐餐食用。

【功效】滋阴补肾，调胃和中，增加钙质。

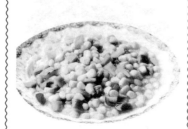

青椒玉米

【原料】鲜玉米籽 150 克，青椒 25 克，橄榄油、食盐适量。

【制法】新鲜嫩玉米籽洗净，沥干水分，青椒去蒂，洗净切成 5 厘米长的段；炒锅置微火上，放青椒，炒蔫，锅起再将玉米入锅，炒至断生。放油，下青椒、食盐拌匀起锅即成。

【用法】佐餐食用。

【功效】补充钙、镁。

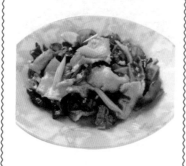

黑木耳炒肚片

【原料】猪肚 250 克，水发黑木耳 50 克，青蒜 50 克，食盐、料酒、糖、酱油、姜、醋、水淀粉、食用植物油各适量。

【制法】猪肚用醋和食盐反复搓洗，再用清水冲洗干净，放入沸水中煮至八成熟捞出，用刀斜切薄片；青蒜切斜片；姜切细末。炒锅置大火上，加食用植物油烧热，姜末炸锅，加青蒜片、黑木耳、肚片翻炒。加料酒、食盐、糖、酱油和适量水煮沸，用水淀粉勾芡。

【用法】佐餐食用。

【功效】补充钙、磷，清胃涤肠。

花胶杞子焖花菇

【原料】花胶（鱼肚的干制品）240 克，花菇 12
朵，枸杞 10 克，姜 3 片，料酒少许，蚝油 3 茶匙，生
抽 2 茶匙，糖 1 茶匙，芝麻油少许，清水 1 杯。

【制法】先将花胶发好，切粗条待用。花菇用水
泡一晚，洗净，用糖、芝麻油、生粉稍腌一下。枸杞
洗净备用。砂锅下油，放入姜片略爆一下，下花胶略
炒，加入料酒，放入花菇、枸杞及芡汁，再加入清
水，同煮 30 分钟至花胶和花菇熟透即成。

【用法】佐餐食用。

【功效】滋阴养血，补肝明目，固肾益精，保护
骨骼组织。

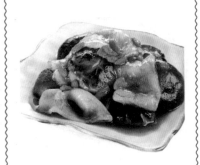

甜椒菜花

【原料】甜椒 150 克，菜花 500 克，食盐、香油
各适量。

【制法】甜椒去蒂，去籽，切成粗丝，菜花去苞；
甜椒、菜花分别入沸水烧至断生捞起，趁热放食盐，味
几分钟，晾冷；将甜椒、菜花、香油放入碗内拌匀即成。

【用法】佐餐食用。

【功效】疏肝养胃。

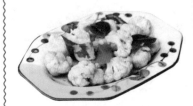

黄豆焖羊肉

【原料】羊肉 400 克，黄豆 100 克，食用植物油、食
盐、清汤、胡椒粉、料酒、姜、青蒜段、胡萝卜各适量。

【制法】羊肉洗净后切成块；黄豆用水泡透；姜
去皮切片；胡萝卜去皮切块。烧锅下食用植物油，待
油热时放入姜片、羊肉爆炒干水分，倒入料酒，加清
汤，用小火焖 20 分钟。加入胡萝卜块、黄豆焖烂。
调入食盐、胡椒粉、青蒜段，焖透入味，出锅入碟
即可。

【用法】佐餐食用。

【功效】补充钙、磷，促进骨生成，降血脂。

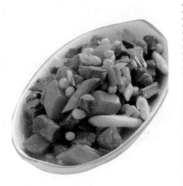

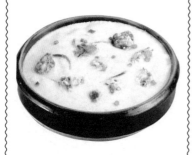

金钵焗蚝仔

【原料】鸡蛋3个，蚝仔160克，姜丝少许，陈皮少许，蒜2粒，干葱2片，小葱1根，食盐1/3茶匙，胡椒粉少许，食盐2茶匙，生粉2汤匙，姜2片，酒1汤匙。

【制法】陈皮泡软，切丝；蒜切片；葱切成葱花。蚝仔用洗蚝料拌匀、洗净，拣出蚝壳碎，下姜葱余水，沥干水分，备用。锅烧热，下油1汤匙，下蒜片、干葱片爆香，取出。将3个鸡蛋打成蛋液，加入适量清水，与所有材料拌匀，放入钵中慢火蒸12分钟至熟，即成。

【用法】佐餐食用。

【功效】滋阴养血，壮阳强骨。

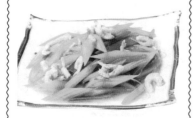

虾米炒芹菜

【原料】芹菜200克，虾米20克，菜油、食盐、料酒、葱、姜各适量。

【制法】芹菜洗净切成寸节，葱切为节，姜切成末，虾米用温水发涨；炒锅置旺火上放入油，烧至八成熟时，放姜、葱炒香后，放入泡好的虾米同炒，随后放入芹菜、料酒、食盐。

【用法】佐餐食用。

【功效】补肾壮阳、壮骨。

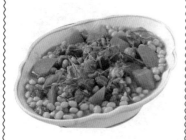

黄豆焖牛腩

【原料】牛腩500克，黄豆、胡萝卜、枸杞、葱、姜、食用植物油、料酒、胡椒粉、食盐各适量。

【制法】牛腩洗净切块；黄豆泡透洗净；姜洗净切末，葱洗净切丝；胡萝卜洗净后去皮切块；枸杞子泡洗净。往锅里倒入食用植物油，烧热，放入姜末、牛腩块爆炒干水分，倒入料酒、清水，用小火焖20分钟。加入胡萝卜块、黄豆、枸杞同焖。焖至肉烂后加食盐、胡椒粉、葱丝，焖透入味后装盘即可。

【用法】佐餐食用。

【功效】补充钙、磷，促进骨生成，降血脂。

药膳凤爪

【原料】桑寄生 20 克，杜仲 15 克，黄精 15 克，党参 15 克，黄芪 15 克，鸡爪 15 只，红枣 5 粒，黄糖 1 片，老抽 1 汤匙，生抽 2 茶匙，芝麻油少许。

【制法】将上述药材洗净，加水煮 45 分钟，滤渣后备用。鸡爪汆水备用。药汤与其他材料同放于煲内，煮至鸡爪熟透，即可进食。

【用法】佐餐食用。

【功效】补肾益精，强壮筋骨。

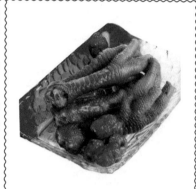

罗汉大虾

【原料】对虾 12 个（约 250 克）、鱼肉泥 60 克、蛋清、豌豆、豆粉、食盐、火腿末适量。

【制法】将对虾去头、皮、内脏，留下尾巴，剁断虾筋，挤干水分，并在上面蘸上豆粉，再放在蛋清中蘸一下。最后，将虾前面蘸上面包渣，放在盘子里；将鱼泥用蛋清、豆粉、食盐、化猪油拌成糊，抹在对虾上，在糊面中间放 1 根火腿丝，将对虾用油炸熟，加豌豆、火腿末煸炒即成。

【用法】佐餐食用。

【功效】补肾温阳，补钙、锰。

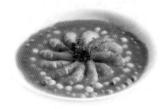

椰子黄豆炖无花果

【原料】椰子 1 个，黄豆 80 克，无花果 60 克，枸杞子 10 克，猪瘦肉 300 克，蜜枣适量。

【制法】黄豆洗净，浸泡 2 小时以上；猪瘦肉洗净，切块。放入沸水中。汆去血水。在椰子顶部约 1/4 处砍一刀，把小的部分作为盖子。椰子大的部分作炖盅，倒出椰汁，取出椰肉切成小块。将所有材料及椰汁、椰肉放入椰子炖盅中，加适量水，盖上椰子盖，置砂锅中，以保鲜膜封住，隔水炖 2 小时即可食用。

【用法】佐餐食用。

【功效】补充钙、磷，促进骨生成，降血脂。

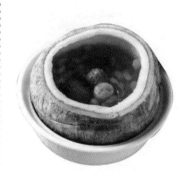

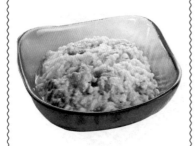

桃酥豆泥

【原料】扁豆 150 克，芝麻 25 克，核桃仁 5 克，白糖适量。

【制法】扁豆放入沸水煮 30 分钟后去除外皮，再将豆仁蒸烂熟，取水捣成泥。炒香芝麻，研末备用。烧热油锅，将扁豆泥翻炒至水分将尽，放入白糖炒匀，再放入芝麻、核桃仁炒匀。

【用法】佐餐食用。

【功效】健脾理气，补肾壮骨。

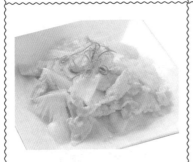

白菜炒鸡蛋

【原料】鸡蛋 4 个，白菜 150 克，食盐 5 克，食用植物油 50 毫升。

【制法】鸡蛋打散，加食盐搅匀；白菜斜刀切薄片。起锅倒入食用植物油，下鸡蛋液炒至凝固。加入白菜片炒片刻。加食盐调味。

【用法】佐餐食用。

【功效】补钙，增高，壮体。

江南百花鸡

【原料】童子鸡 1250 克，虾仁 350 克，蟹肉 25 克，鸡蛋清 30 克，鲜菊花 15 克，淀粉 10 克，食用植物油 30 毫升，食盐 8 克，料酒 5 毫升，香油、胡椒粉各适量。

【制法】童子鸡宰杀，切下鸡头、翅翼、鸡尾，去掉鸡皮里的脂肪蒸熟备用；虾仁排剁成虾蓉；将剁好的虾蓉和蟹肉拌匀。拌匀的虾蓉和蟹肉涂抹在鸡的里皮上，要略盖过鸡皮；然后用鸡蛋清把酿在鸡里皮上的虾蟹肉抹至平滑。取蒸笼用大火蒸酿好的鸡皮，约 6 分钟至熟；取出蒸熟的酿鸡皮切成 3 条，每条再切成块状；鸡外皮

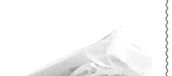

向上与鸡头、翅翼、鸡尾同盛入碟中，砌成鸡的原形。用中火烧热炒锅，倒入油，烹料酒，加上汤、食盐、胡椒粉，用水淀粉调稀勾芡，最后下香油和食用植物油 20 毫升推匀淋在鸡上；四周放上大白菊花瓣便成。

【用法】佐餐食用。

【功效】清热解毒，补骨添髓，养筋活血，利肢节，滋肝阴。

杜仲猪腰

【原料】杜仲 20 克，猪腰 1 个，五味调料适量。

【制法】将猪腰洗净备用。用竹片将猪腰破开，呈钱包形，把杜仲装在猪腰内，外用锡纸包裹数层，放入柴灰中慢慢烧烤至熟，除去锡纸，盛入盘中，酌加五味调料，即可食用。

【用法】佐餐食用。

【功效】补肾壮腰。

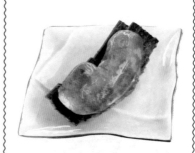

竹笋烧蘑菇

【原料】净鲜笋 350 克，蘑菇 150 克，调料适量。

【制法】笋子去壳洗净切成薄片，下红锅煸熟起锅，蘑菇去蒂洗净切片；炒锅置中火上，下橄榄油烧沸，加食盐放笋片、蘑菇烧熟，下调料铲匀，加适量汤起锅即成。

【用法】佐餐食用。

【功效】补钙、降血脂。

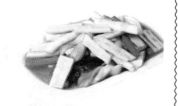

荷叶熏鸡

【原料】鸡 1000 克，茶叶 20 克，锅巴（小米）125 克，酱油 35 毫升，红糖 35 克，料酒、香油各 20 毫升，大葱 20 克，姜 10 克，食盐 8 克，花椒适量。

【制法】将鸡去内脏、气管和嗉囊，洗净沥干水。葱切成段，剩余葱和花椒、食盐一起剁成细末（即成葱椒食盐），用葱椒食盐将鸡身内外擦匀，腌 30 分钟。将鸡身扒开，皮朝下放在碗里，上放葱段、姜片，加酱油、料酒，上笼蒸至八成熟取出，拣去葱、姜。将饭锅巴弄碎放入炒锅中，撒上茶叶、红糖，上放一个铁箅子，将鸡（皮向下）摆在箅子上，盖好锅盖，用中火熏至刚闻至荷叶香味。大火熏至浓烟四起时，将锅端离火口。待烟散完取出鸡，抹上香油，先剁下鸡头和翅尖，再剁成 3 厘米见方的块，按原鸡形装盘即成。

【用法】佐餐食用。

【功效】壮骨补钙。

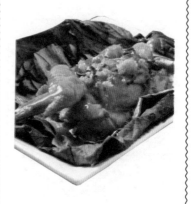

洋葱炒黄鳝丝

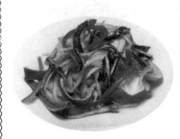

【原料】活黄鳝 400 克，洋葱 150 克。葱、姜汁、剁椒、胡椒粉、食盐、酱油、香醋、料酒、淀粉、清汤、食用植物油。

【制法】黄鳝宰杀，去骨，洗净，切成丝，加入葱姜汁、食盐、料酒拌匀，腌渍片刻。洋葱剥去外皮，冲洗干净，切成丝。锅上火倒入油烧热，投入鳝鱼丝划油至熟，倒入漏勺沥油。锅中留少许底油，投入剁椒、洋葱煸炒，加入少许清汤、食盐、酱油，勾薄芡，倒入鳝鱼丝翻炒均匀，淋入少许香醋，撒上胡椒粉，出锅装盘即成。

【用法】佐餐食用。

【功效】补虚，降脂，强筋骨。

炒田螺

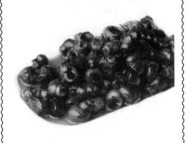

【原料】鲜田螺 500 克，橄榄油，白酒适量。

【制法】将鲜田螺放在清水中养 3~5 天，并在养水中滴十余滴油，以伸出腹足，排除污物；将田螺在锅中炒热，然后加适量清水和白酒，煮至水干起锅入盘。

【用法】用牙签挑出田螺肉吃，分多次吃完。

【功效】补充维生素 D，补钙。

牛奶芙蓉蛋

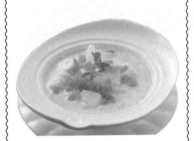

【原料】鸡蛋 6 个，咸蛋黄 100 克，牛奶 50 毫升，猪油 5 克，糖 3 克。

【制法】咸蛋黄切小粒。鸡蛋取蛋清，加水打散，小火蒸熟，用勺子挖成块状，装入深碟内。起锅下猪油，加入牛奶、糖、咸蛋黄粒煮沸。出锅淋在蛋白上即可。

【用法】佐餐食用。

【功效】补钙，增高，壮体。

蒸茄子

【原料】嫩茄子 500 克，虾米 20 克，蒜泥、食盐、香油各适量。

【制法】茄子去蒂，洗净，顺长切成 4 等份长条放盘中，再撒上虾米，上蒸锅蒸熟。将蒜泥、食盐、香油加入蒸熟的茄子中，用筷子拌匀即成。

【用法】佐餐食用。

【功效】降脂补钙。

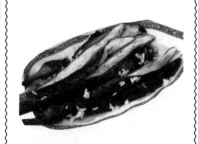

葱烧海参

【原料】水发海参1000 克，清汤 250 克，白菜心 2 棵，调料适量。

【制法】将水发海参洗净在开水中余一下，用猪油将葱炸黄待用；锅内放清水，下海参和调料的一半，用微火将海参炖烂，捞出放在盘内，把白菜心放在海参上；锅内放清汤，将剩下的调料烧沸后用豆粉勾芡浇在海参上，淋上葱油即成。

【用法】佐餐食用。

【功效】补肾壮骨，补蛋白补钙。

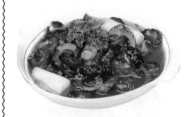

黄瓜炒猪肝

【原料】黄瓜 200 克，猪肝 100 克，胡萝卜 50 克，料酒、酱油、食盐、糖、葱、蒜、姜、水淀粉、食用植物油、鲜汤各适量。

【制法】将黄瓜、胡萝卜洗净，切成片；葱、姜、蒜切末。将猪肝洗净，切成薄片，用食盐、水淀粉抓匀上浆，入四成热油锅中滑透，倒入漏勺，去油。锅内加入适量食用植物油，放入葱末、姜末、蒜末炝锅，烹入料酒，放入黄瓜片、胡萝卜片略炒，加食盐、酱油、糖、鲜汤、猪肝炒熟，用水淀粉勾芡即成。

【用法】佐餐食用。

【功效】补充维生素 A，维持正常生长和生殖机能。

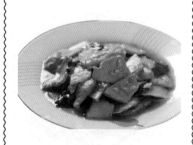

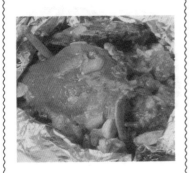

姜葱炆肉蟹

【原料】青蟹 500 克，红椒圈 5 克，洋葱粒 10 克。葱丝、姜丝、食盐、料酒、胡椒粉、干淀粉、食用植物油。

【制法】青蟹留壳，改成块；切面蘸上干淀粉，放入油锅中炸至七成熟，捞出沥油。锅内留底油，烧热，将葱丝、姜丝、红椒圈、洋葱粒放入煸炒，倒入炸好的蟹块炒制，加入调味料，烹入少许水，略焖，用湿淀粉勾芡，撒上胡椒粉，起锅装盘，盖上蟹壳即可。

【用法】佐餐食用。

【功效】清热解毒、补骨添髓、养筋活血。

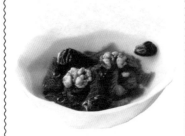

黑豆核桃炖猪腰

【原料】猪腰 1 对（约 250 克），黑豆 100 克，核桃肉 100 克，红枣 10 枚，生姜汁、料酒适量。

【制法】将猪腰剖成两半，去臊筋膜洗净，然后用生姜汁、料酒将猪腰拌匀；再同黑豆、核桃、红枣（去核）放于陶罐内，加水至刚淹过食物为宜，封上盖隔水炖 1 小时即可。

【用法】吃肉喝汤，常吃。

【功效】补肾壮腰，补雌激素补钙。

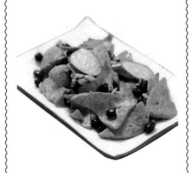

黑豆猪肝

【原料】猪肝 200 克，熟黑豆 75 克，鸡蛋 50 克，黄瓜 25 克，蒜末、水淀粉、食盐、面粉、料酒、醋、香油、酱油、食用植物油各适量。

【制法】把猪肝洗净，切成薄片。放碗里，加入鸡蛋、水淀粉和面粉调拌均匀；黄瓜切片，放另一碗里，加入酱油、食盐、料酒、醋、蒜末、水淀粉调成芡汁。净锅放入食用植物油，置火上烧热，放入熟黑豆和猪肝片煸炒片刻，烹入兑好的芡汁炒匀，淋上香油，出锅即可。

【用法】佐餐食用。

【功效】补充维生素 A，维持正常生长和生殖机能。

小笋炒牛肉

【原料】竹笋90克，牛肉120克，青椒、红椒各25克，姜片、蒜末、葱段各少许。食盐3克，生抽6毫升，食粉、料酒、水淀粉、食用植物油。

【制法】竹笋切片；青椒、红椒切块；牛肉切片，用食粉、生抽、食盐、淀粉抓匀。热油爆香姜片、葱段、蒜末，倒入牛肉片炒散，倒入竹笋块、青椒块、红椒块和所有调料炒匀，勾芡装盘。

【用法】佐餐食用。

【功效】补脾胃，益气血，强筋骨。

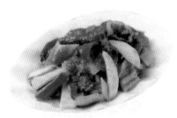

仙茅炖肉

【原料】仙茅、金樱子各15克，猪瘦肉1克。

【制法】猪瘦肉洗净切块，仙茅、金樱子洗净用纱布包裹；与肉一同放入锅内，加清水适量，大火煮沸，撇除浮沫，改小火炖至肉烂熟，捞出药袋即可。

【用法】佐餐食用。

【功效】补肾固精，强筋壮骨。

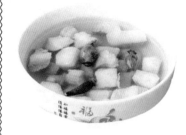

山药牛奶炖瘦肉

【原料】猪瘦肉300克，山药100克，牛奶200克，姜10克，葱15克，食盐适量。

【制法】将猪瘦肉洗净、切块，与洗净、切成片的姜一起放入煲内。加水适量，煲4小时。取肉汤一碗，与洗净的山药一起放入炖盅内，加滚水适量。加盖，隔水炖1小时。将牛奶、食盐加入炖盅内，炖片刻即成。

【用法】佐餐食用。

【功效】补钙，防治骨衰老。

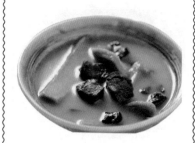

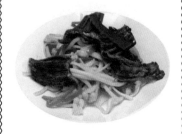

金针菇炒鳝鱼丝

【原料】活黄鳝400克，金针菇100克。葱、姜汁，剁椒、胡椒粉、食盐、香醋料酒、淀粉、鲜汤、食用植物油。

【制法】黄鳝切丝，加葱姜汁、食盐、料酒拌匀。金针菇去根切段。锅上火倒入油烧热，投入鳝鱼丝划油至熟，倒漏勺沥油。锅中留少许底油，投入剁椒、金针菇煸炒，添少许鲜汤、食盐，勾薄芡，倒鳝鱼丝翻炒均匀，淋入少许香醋、食用植物油，撒上胡椒粉，出锅装盘。

【用法】佐餐食用。

【功效】益气血，补虚损，强筋骨，降脂，降糖。

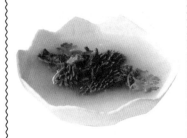

骨碎补炖猪腰

【原料】猪腰1对（约250克），骨碎补15克。

【制法】将猪腰剖开，除去臊膜，切花，再把骨碎补研细，放入猪腰内，用线扎紧；加清水适量，煮熟即成。

【用法】佐餐食用。

【功效】续断壮筋。

板栗烧排骨

【原料】排骨、板栗各300克，食盐、青蒜、葱、姜、生抽、老抽、糖、料酒、食用植物油各适量。

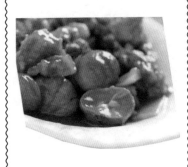

【制法】排骨洗干净沥水，用生抽、料酒、食盐腌30分钟；姜切片，葱切花，青蒜切段。板栗先去壳，然后用水煮开3分钟，用冷水泡一下，去皮、膜。洗干净备用。锅里加少许食用植物油后加入葱花、青蒜段炒排骨，然后加入少许糖、姜片、料酒炒，加入清水，滴几滴老抽调色。焖20分钟，最后加入板栗继续焖，板栗熟后收汁即可。

【用法】佐餐食用。

【功效】滋阴壮阳，益精补血。

蒜香鸡块

【原料】卤鸡肉 500 克，蒜苗 60 克，红椒块 40 克，姜片、蒜末各少许，食盐 2 克，白糖 2 克，辣椒油 4 毫升，料酒 10 毫升，食用植物油适量。

【制法】卤鸡肉斩块，蒜苗洗净切段。用油起锅，放蒜末、姜片爆香，倒入卤鸡块炒香。淋料酒，加食盐、白糖调味。放红椒块、蒜苗段炒熟。加辣椒油翻炒匀即可。

【用法】佐餐食用。

【功效】温中益气，补虚填精，健脾胃，活血脉，强筋骨。

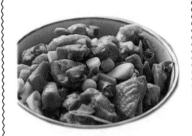

白参炖鱼鳔

【原料】白参 50 克，鱼鳔干 20 克，黄酒少许。

【制法】白参洗净切块，鱼鳔干洗净后用温水发涨；白参、鱼鳔同置碗中加少许黄酒拌匀，隔水蒸 2 小时。

【用法】佐餐食用。

【功效】补胶原蛋白，补钙磷。

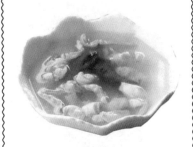

柠汁茶香排骨

【原料】排骨 500 克，红茶包、姜、柠檬、食盐、生抽、老抽、料酒、糖、淀粉、食用植物油各适量。

【制法】排骨切块，加食盐、生抽、老抽、料酒、糖、淀粉腌半小时；柠檬外皮切丝，挤出柠檬汁；红茶包用沸水泡开；姜去皮切丝。锅内放入食用植物油，放入腌好的排骨煎制，七成熟时盛起。锅里留油，放姜丝和柠檬丝爆香，然后倒入排骨，加红茶水，煮沸后转中火焖入味。大火收汁。最后洒柠檬汁，拌匀后装盘。

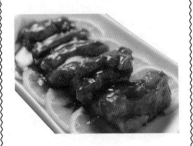

【用法】佐餐食用。

【功效】滋阴壮阳，益精补血。

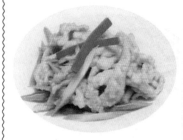

芦笋炒鸡丝

【原料】芦笋150克，鸡脯肉75克，蛋清少许，姜汁、食盐、料酒、白糖、水淀粉、鲜汤、食用植物油各适量。

【制法】鸡脯肉切丝，加入姜汁、白糖、食盐、料酒、蛋清、水淀粉拌匀。芦笋洗净切成丝。锅上火倒入油烧至五成热，下鸡肉丝划油至肉丝呈乳白色时，倒入漏勺沥油。锅中留底油烧热，投入芦笋丝略煸炒，放入鲜汤烧开，再倒入过油的鸡丝炒匀。

【用法】佐餐食用。

【功效】强筋骨，补虚损，降脂降压。

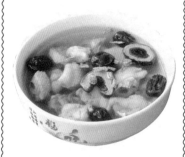

参芪炖鸡

【原料】党参30克，黄芪30克，母鸡肉150克，红枣5枚，生姜3片。

【制法】将党参、黄芪、鸡肉、红枣、生姜一同放入碗内；加水盖紧，隔水炖3小时以上，除去药渣即成。

【用法】佐餐食用。

【功效】补气血，促骨折愈合。

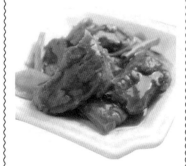

红烧排骨

【原料】排骨400克，葱、姜、红烧汁、食用植物油各适量。

【制法】排骨切段，葱切末，姜切丝。锅中放入排骨和冷水，用大火煮沸，煮出血沫，捞出过凉沥干。锅洗净，倒入食用植物油，待油热后放入葱末、姜丝，倒入排骨翻炒后，倒入红烧汁，再倒入水，煮至熟透，汤汁收干即可。

【用法】佐餐食用。

【功效】滋阴壮阳，益精补血。

洋葱烧牛肉

【原料】牛腩肉 500 克，洋葱 150 克，葱段、姜片、八角、料酒、酱油、食盐、白糖、食用植物油各适量。

【制法】牛腩肉切块，入沸水中焯烫一下，漂洗去血水。洋葱横切成片。锅上火倒入油烧热，投入葱段、姜片、八角煸香，下牛肉块煸炒片刻，烹料酒，加清水大火烧开，转小火炖至 7 成熟，加食盐、白糖、酱油烧至牛肉熟时，倒洋葱烧约 5 分钟，出锅装盘即成。

【用法】佐餐食用。

【功效】补益气血，强筋骨，暖腰膝，降脂。

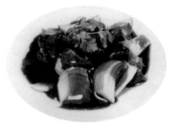

枸杞乌骨鸡

【原料】枸杞 50 克，乌骨鸡 1 只（1000 克），生姜、葱、料酒适量。

【制法】乌骨鸡宰杀后，去毛及内脏，加清水大火煮沸，撇除浮沫；加入洗净的枸杞、生姜（拍破）、葱（挽结）、料酒，改用小火炖至鸡肉烂熟即可。

【用法】吃肉喝汤。

【功效】滋阴补肾，强筋壮骨。

干贝咸蛋黄蒸丝瓜

【原料】咸鸭蛋 6 个，丝瓜 500 克，干贝 20 克，蜜枣 10 克，葱 15 克，生抽适量。

【制法】丝瓜洗净去皮，切成高约 2 厘米的柱状，中间挖出瓜瓤；干贝洗净，用温水泡发后撕碎；蜜枣切碎去核；葱切花。咸蛋取蛋黄，酿入丝瓜段中，蒸20 分钟后取出。锅内加入清水煮沸，再加生抽、蜜枣碎、干贝碎煮 10 分钟，最后加入蛋清、葱花煮沸，淋干蛋黄丝瓜上即可。

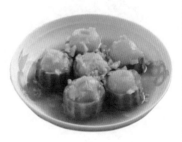

【用法】佐餐食用。

【功效】补充蛋白质、钙、磷，滋阴补肾，调中下气，利五脏。

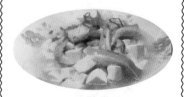

鲜菇豆腐

【原料】鲜蘑菇 100 克，豆腐两方块，笋片 50 克，葱花、姜米、食盐、水淀粉、鲜汤、香油、食用植物油各适量。

【制法】豆腐切方块，入沸水煮一下，捞出。蘑菇切厚片。笋片切丝。锅上火放油烧热，投姜米煸香，下蘑菇略炒，添适量鲜汤、食盐、笋丝烧开，放豆腐，烧开后略煮，淋水淀粉，出锅装砂锅，撒上葱花，淋香油即成。

【用法】佐餐食用。

【功效】补钙、降脂、滋补肝脾。

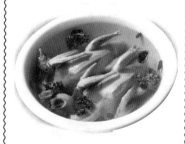

血竭鸽子

【原料】血竭 30 克，鸽两只（约 250 克），料酒 10 毫升，食盐少许。

【制法】将鸽子去毛，洗净内脏；将血竭研成细末，放入鸽腹内，并用线缝好。放入砂锅，加清水、料酒、食盐等，大火煮沸，打去浮沫，改用小火，炖至肉烂即可。

【用法】佐餐食用。

【功效】活血化瘀，通经止痛。

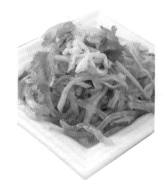

酸辣海蜇

【原料】海蜇 400 克，醋、料酒各 15 毫升，蒜蓉 5 克，红油 7 毫升，食盐 5 克，白糖 3 克，花椒粉 3 克，黄瓜丝 100 克。

【制法】将海蜇用流动水洗净表面泥沙，在碗中加入大量清水，放入海蜇浸泡 3 小时，去除咸味。取出泡好的海蜇，切成丝。锅内烧开水，放入海蜇丝，烫熟后立刻捞出，放入凉水中浸泡 3 分钟。取小碗，加入蒜蓉、醋、料酒、食盐、白糖、花椒粉、红油调成味汁。将海蜇丝、黄瓜丝加入调好的味汁，拌匀装盘即可。

【用法】佐餐食用。

【功效】补充钙、磷，清热解毒，化痰软坚，降压消肿。

笋爆西兰花肉片

【原料】西兰花 200 克，竹笋 200 克，猪瘦肉 200 克，食用植物油、姜丝、蒜末、食盐、胡椒粉、酱油各适量。

【制法】西兰花洗净切小朵，竹笋切片，猪瘦肉切片。起油锅，爆香姜、蒜，爆炒猪瘦肉后盛起。锅内留底油，放入西兰花、竹笋炒熟，肉片回锅，加食盐、胡椒粉，淋上酱油翻炒起锅即可。

【用法】佐餐食用。

【功效】强筋健骨，补脾和胃，消除烦热，养心静气。

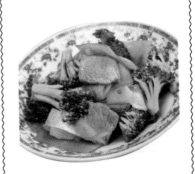

焖乌鸡肉

【原料】乌骨鸡 1 只（约 1500 克），黄酒 30 毫升，葱结 2 个，生姜 4 片。

【制法】将鸡宰杀，去毛，取出内脏，洗净，放入锅内，加黄酒、葱结、清水适量；用旺火煮沸，撇去浮沫，改文火焖至鸡肉酥烂即成。

【用法】佐餐食用。

【功效】补肾壮骨。

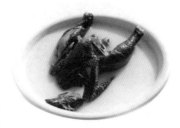

糖醋海蜇芹菜

【原料】海蜇皮 100 克，芹菜 250 克，糖、醋、食用植物油、食盐各适量。

【制法】海蜇皮清水浸泡 10 小时，去除海蜇咸味，切成细丝；芹菜去根、叶，切成丝，放入沸水中余一下，捞出用冷水过凉，沥干水分。海蜇丝放到微沸的水中稍微余一下，再捞出沥水，放在碗里，加食盐、糖、醋拌匀。锅置火上，放食用植物油烧至八成热，放入芹菜丝稍炒，倒入调好味的海蜇丝，迅速翻炒均匀即可。

【用法】佐餐食用。

【功效】补充钙、磷，清热解毒，化痰软坚，降压消肿。

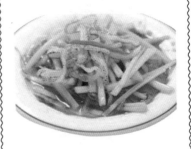

黄豆芽炖豆腐

【原料】黄豆芽 250 克，豆腐 300 克，清汤 200 毫升，食用植物油、食盐、胡椒粉、姜、葱、香油各适量。

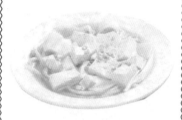

【制法】将黄豆芽摘去须、根，洗净，姜切片，葱切花。将豆腐切块，入沸水锅内氽水后捞出。锅中倒入食用植物油烧热，加入清汤以大火烧沸，下黄豆芽、豆腐、食盐、姜片转小火烧透入味，调入葱花、胡椒粉、香油即可。

【用法】佐餐食用。

【功效】健脾益钙。

胡萝卜烧田螺

【原料】胡萝卜 250 克，田螺 250 克，料酒、姜、葱、酱油、醋适量。

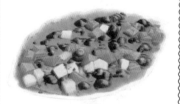

【制法】将胡萝卜洗净切成块，田螺洗净一同入放砂锅；加水料酒、姜、葱适量，烧至田螺肉软烂。汤中加酱油、醋即成。

【用法】用牙签挑食。

【功效】补蛋白质、维生素 D，补钙。

肉蟹蒸蛋

【原料】肉蟹 300 克，猪瘦肉 100 克，鸡蛋 2 个，蒜蓉 10 克，食盐、淀粉各 5 克，胡椒粉 2 克，生抽、香油各 5 毫升，食用植物油 15 毫升。

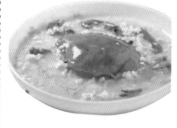

【制法】猪瘦肉洗净，剁成肉末，加食盐、生抽、淀粉、香油、胡椒粉和少量水拌匀；鸡蛋打散，加入肉末搅匀。把肉蟹清理干净，剁块，沥干水分；把剁好的蟹块按原形码在蒸盘中，加入肉末、蛋浆。把蒸盘放进电蒸锅中，蒸约 12 分钟。食用植物油烧开，放入蒜蓉用慢火爆香，浇在蟹上即可。

【用法】佐餐食用。

【功效】清热解毒，补骨添髓，养筋活血，通经络。

药膳小火锅

【原料】莲子100克，虫草、枸杞各50克，鸡肉300克，食用植物油、姜丝、蒜末、食盐各适量。

【制法】莲子、虫草、枸杞洗净，鸡肉切块汆水。起油锅，爆香姜、蒜，鸡肉入锅炒干血水，加入适量水，加食盐煮沸。放入莲子、虫草、枸杞同煮至熟即可。

【用法】佐餐食用。

【功效】活血脉，强筋骨。

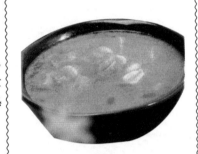

韭菜炒鲜虾

【原料】韭菜150克，鲜虾240克，橄榄油适量。

【制法】将韭菜洗净切成寸节，鲜虾去壳洗净；将炒锅烧热，放入橄榄油熟后，下韭菜、虾反复翻炒，撒入食盐炒匀起锅。

【用法】佐餐食用。

【功效】补肾壮阳，补钙壮骨。

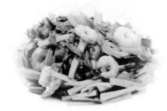

姜葱炒蟹

【原料】螃蟹2只（约600克），姜20克，料酒8毫升，糖、食盐各6克，皱叶欧芹10克，葱、姜各5克，食用植物油适量。

【制法】姜洗净、切片；葱洗净、切段；皱叶欧芹择洗干净备用；螃蟹洗净，切块，蟹壳汆烫后留用。锅内热油后爆香姜片、葱段。加入螃蟹块拌炒至蟹肉变白，加入食盐、糖、料酒。转小火加盖焖煮。转大火翻炒至汁收干，盛入盘中，盖上蟹壳即可。

【用法】佐餐食用。

【功效】清热解毒，补骨添髓，养筋活血，通经络。

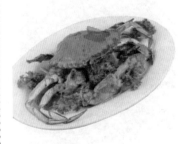

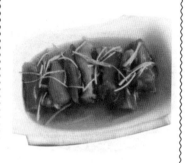

上汤牛筋

【原料】水发牛蹄筋 350 克，鸡汤约 600 克，香葱段、姜片、料酒、食盐各适量。

【制法】牛蹄筋洗净，去除油脂，放入清水锅中烧开，捞出沥水后切成粗条。将牛蹄筋放入砂锅中，加入鸡汤、姜片、料酒、食盐大火烧开，转小火炖约 40 分钟至蹄筋软烂时，撒入葱段，用调味即成。

【用法】佐餐食用。

【功效】强筋骨，补脾胃，壮腰膝。

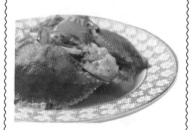

花雕蒸蟹

【原料】花蟹 2 只，鸡油 50 克，食盐 5 克，糖 3 克，花雕酒 20 毫升，姜 20 克，葱 15 克，胡椒粉 3 克。

【制法】花蟹洗净，切块，沥干水分，蟹钳用刀拍裂，装入蒸碟中。把鸡油、食盐、糖、花雕酒、姜、葱、胡椒粉淋于蟹面，用保鲜膜覆盖，留几个孔疏气。把蒸碟放入蒸锅中，蒸 15 分钟后取出即可。

【用法】佐餐食用。

【功效】清热解毒，补骨添髓，养筋活血，通经络。

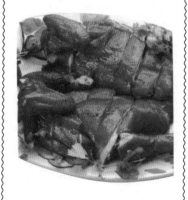

琵琶鸡

【原料】母鸡 1250 克，面包屑 100 克，淀粉 150 克，鸡蛋清 100 克，食盐 20 克，酱油 20 毫升，食用植物油 100 毫升，料酒 50 毫升，小葱、大蒜、姜各 15 克，香油适量。

【制法】母鸡宰杀处理干净，取鸡脯肉、鸡腿、鸡翅切成 8 块，每块配鸡骨 1 根作琵琶把用。用刀将鸡肉等拍松，加食盐、料酒腌渍 5 分钟。将腌渍好的鸡肉放入蛋清糊内调匀，然后粘上面包屑，做成琵琶形状。炒锅置大火上，下食用植物油烧至六成热时，将做好的琵琶鸡块下入，炸呈金黄色捞出，整理装盘。食用时外带调好的香油、酱油、葱花、姜末等味碟蘸食。

【用法】佐餐食用。

【功效】壮骨补钙。

清蒸牛肉

【原料】牛肉 400 克，冬菇 20 克，葱花、姜丝、蒜末、食盐各适量。

【制法】牛肉洗净，汆水，切片；冬菇洗净切碎。牛肉片抹上食盐，加姜、蒜腌制 10 分钟。装盘，撒上冬菇，入锅隔水蒸 30 分钟，起锅后撒葱花即可。

【用法】佐餐食用。

【功效】养血补气，强筋健骨，开胃助食。

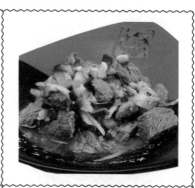

核桃蒸龟肉

【原料】核桃仁 50 克，乌龟 1 只（约 1000 克），核桃仁、料酒、葱、姜、食盐适量。

【制法】将乌龟放入盆内，倒入沸水，烫 2~3 分钟，从颈后下刀，揭去硬壳，剁去头和爪尖，除去内脏，用温水洗净，切成小块；加核桃仁、料酒、姜末、葱花、食盐拌匀放入碗内，隔水蒸至肉熟即成。

【用法】佐餐食用。

【功效】滋阴补肾，强筋壮骨。

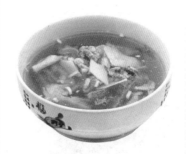

虾仁滑蛋

【原料】鸡蛋 4 个，虾仁 200 克，葱 10 克，淀粉 3 克，小苏打 1 克，香油 3 毫升，食盐、胡椒粉、食用植物油各适量。

【制法】拿 1 个鸡蛋敲开，取蛋清加食盐、淀粉、小苏打搅成糊状，加入虾仁搅匀。放入冰箱腌 2 小时取出；余下鸡蛋打散，加食盐、香油、胡椒粉、食用植物油搅拌成蛋液；葱切葱花。中火烧热炒锅，下食用植物油烧至微沸，放入虾仁余油 30 秒捞起。将虾仁放入蛋液中搅匀。余油倒出，炒锅放回炉上，下食用植物油、蛋液、葱花，边炒边加食用植物油，炒至蛋液刚凝结。铲起装碟即可。

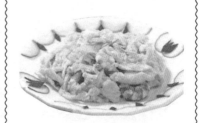

【用法】佐餐食用。

【功效】补肾壮阳，补钙壮骨，健脾化瘀，益气通乳，通络止痛。

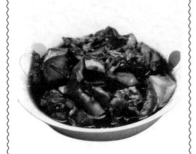

土豆烧牛肉

【原料】牛腩肉 500 克，土豆适量，葱段、姜片、八角、料酒、酱油、食盐、白糖、食用植物油各适量。

【制法】牛腩肉洗净，切成约 3 厘米×2 厘米的块，再入沸水中焯烫一下，滤去血水待用。土豆去皮、洗净，切成滚刀块。锅上火倒入油烧热，投入葱段、姜片、八角煸香，烹入料酒，添加适量清水，放入牛肉块大火烧开，转小火炖至 7 成熟时，加食盐、白糖、酱油继续炖至牛肉 9 成熟时，倒入土豆块炖至牛肉熟透，用调味，出锅装碗即成。

【用法】佐餐食用。

【功效】补脾胃，益气血，暖腰膝，强筋骨。

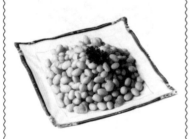

五香豆

【原料】黄豆 250 克，食盐、五香粉适量。

【制法】将黄豆淘洗干净，放入锅内，加适量清水，用旺火煮沸，再用小火保持沸腾状态；加入食盐和用布袋包裹的五香粉，直至煮熟黄豆即成。

【用法】佐餐食用。

【功效】补充蛋白质、钙、镁、磷。

粉丝基围虾

【原料】基围虾 500 克，水发粉丝 100 克，葱 8 克，豆豉 10 克，酱辣椒 10 克，食盐 6 克，蚝油 10 毫升，食用植物油 10 毫升。

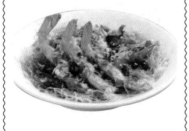

【制法】基围虾剪去部分须爪后去虾肠，用刀从头往尾部片开。并保持尾部不断开；葱洗净。切葱花。水发粉丝垫在大盘中。把片开的虾掰开后整齐地摆放在粉丝上。锅内加食用植物油烧热，放入食盐、蚝油、豆豉、酱辣椒，炒制成味汁，然后淋在虾肉上。将虾盘放入蒸锅蒸 10 分钟至熟，撒入葱花即可。

【用法】佐餐食用。

【功效】补肾壮阳，补钙壮骨，健脾化瘀，益气通乳，通络止痛。

黄花菜鱼

【原料】黄花鱼 300 克，黄花菜 100 克，食用植物油、葱花、食盐、花椒各适量。

【制法】黄花鱼洗净切片，黄花菜泡发洗净撕开。起油锅，黄花鱼入锅煎至八成熟。黄花菜倒入锅中，加食盐、花椒和适量水焖熟，撒葱花即可。

【用法】佐餐食用。

【功效】强筋健骨，活络心经，养心安神，平衡五脏。

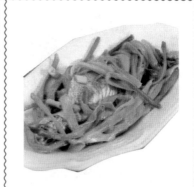

凉拌海带丝

【原料】海带 100 克，葱白 1 段，蒜泥、干辣椒、食盐、香油、食用植物油各适量。

【制法】海带用水泡洗干净，切成丝，入沸水锅中焯透后捞入凉开水中过凉，捞出沥水待用。葱白洗净，切成丝。干辣椒切成碎末。锅上火倒入油烧热，投入辣椒末，烧成辣椒油后停火，倒入海带，加入食盐、蒜泥、葱白丝、香油拌匀，出锅装盘即成。

【用法】佐餐食用。

【功效】补钙，补碘，降血糖，降血压，降血脂。

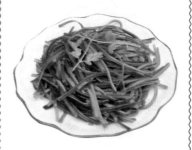

奶香番茄

【原料】番茄 400 克，嫩豆腐、水发黑木耳、姜、荷兰豆粒、食用植物油、食盐、糖、牛奶、水淀粉、清汤、香油各适量。

【制法】番茄洗净，切去上面 1/4，挖空；嫩豆腐打碎，搅成泥状；水发黑木耳、姜均洗净，切末。把豆腐泥加姜末、黑木耳末、荷兰豆粒拌匀，酿入番茄内，入笼用大火蒸 7 分钟。烧锅置火上，加入适量食用植物油烧热，添清汤，加食盐、糖、牛奶煮沸，用水淀粉勾芡，淋香油倒在番茄上即成。

【用法】佐餐食用。

【功效】清热生津，养阴凉血。

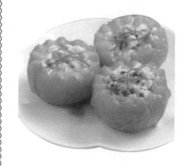

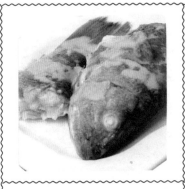

咖喱鲈鱼

【原料】鲈鱼1条，咖喱酱20克，蒜10克，芡粉10克，食用植物油、食盐、花椒各适量。

【制法】鲈鱼清理干净切块，蒜捣蓉，芡粉用水稀释。锅内放油烧热，爆香蒜，倒入咖喱酱和芡粉汁，加食盐、花椒煮沸。放入鱼块，中火煮熟收汁即可。

【用法】佐餐食用。

【功效】补脾健胃，活血行气，强健筋骨，安神补脑。

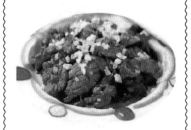

椰蓉牛肉

【原料】牛里脊肉300克，椰蓉50克，食盐、料酒、葱、姜、黄酱、糖、食用植物油、酱油、鸡汤、香油各适量。

【制法】将牛里脊肉切成块，加食盐、料酒拌匀，上笼蒸1小时，取出放凉。将葱、姜分别洗净，切末。将锅置火上，入食用植物油烧热，放入姜末、葱末、黄酱、糖、酱油、料酒、鸡汤，用小火将黄酱炒至发黏至枣红色时加入牛肉块，翻炒均匀，淋入香油，撒上椰蓉即可。

【用法】佐餐食用。

【功效】补充蛋白质、脂肪、钙、磷、铁和维生素，特别是人体必需的氨基酸。

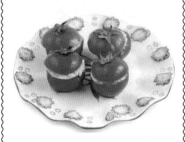

番茄酿肉

【原料】猪肉50克，番茄100克，绿叶蔬菜50克，葱花、淀粉、食盐、姜汁、食用植物油各适量。

【制法】将番茄洗净，在其1/3处切开，挖出子和果心。将猪肉剁成肉末，再把肉末和适量的淀粉、姜汁、葱花和水搅匀，装入掏空的番茄中，再将切去的部分盖上，放在笼中蒸约10分钟。将绿色菜叶洗净切成段，锅内放食用植物油烧热后炒菜，加入挖出的番茄汁，勾好芡，倒入盘底铺平，再将蒸好的番茄放在绿叶蔬菜上即可。

【用法】佐餐食用。

【功效】清热生津，养阴凉血。

蚝油菜花

【原料】菜花 400 克，蚝油、酱油、花生油、食盐、白砂糖、葱花、淀粉、香油各适量。

【制法】菜花掰小朵，入沸水焯过，沥干水分；用酱油、白砂糖、食盐、淀粉调成味汁。炒锅上大火，放油烧至七成热，下入菜花炸至金黄色时捞出控油。炒锅内留底油，放入蚝油、葱花炒散，放入菜花略翻炒，倒入味汁炒匀，淋上香油即可。

【用法】佐餐食用。

【功效】补肾填精，健脑壮骨，补脾和胃。

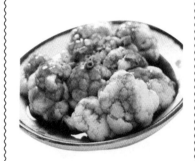

陈皮牛肉

【原料】牛肉 300 克，陈皮 20 克，葱、蒜、姜、鸡汤、料酒、食用植物油、酱油、食盐、香油、花椒各适量。

【制法】牛肉切片；葱挽结；将蒜去皮，切片；姜去皮，切片。锅内放食用植物油烧至八成热时，下肉片炒干水分，取出沥油。锅内放食用植物油烧热，放入葱结、姜片、花椒爆香，捞出葱结、姜片、花椒，放牛肉，加蒜片、料酒、酱油、食盐、陈皮、鸡汤，用小火焖至松软，转大火收干汤汁，淋入香油即可。

【用法】佐餐食用。

【功效】补钙壮骨。

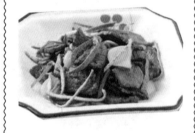

豆腐干炒西兰花

【原料】西兰花 400 克，黑木耳（水发）20 克，黄花菜（干）10 克，豆腐干 20 克，香菇（鲜）30 克，食盐、糖、食用植物油各适量。

【制法】将香菇、黑木耳、黄花菜分别用热水泡开。西兰花洗净，切成小朵，用沸水汆一下。豆腐干洗净，切片；香菇、黑木耳均洗净，切片。烧锅置火上，加入适量食用植物油烧热，下西兰花朵煸炒片刻，加食盐，倒入豆腐干片、香菇片、黑木耳片、黄花菜，继续炒至熟透，加糖调味，出锅装盘即可。

【用法】佐餐食用。

【功效】补充钙、维生素 C，提高机体免疫力。

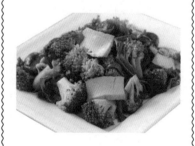

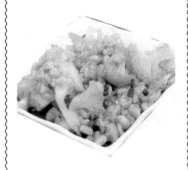

珍珠菜花

【原料】菜花 400 克，玉米粒（鲜）100 克，植物油、鲜汤、湿淀粉、食盐、葱姜汁、花椒水各适量。

【制法】把菜花掰成小朵洗净，用开水烫至六成熟，投凉水中过凉，捞出控净水。起油锅，加热至五成热时，放入菜花炒几下。放食盐和玉米粒、少许鲜汤、葱姜汁、花椒水，待汤汁沸，用湿淀粉勾芡，颠翻几下即可装盘。

【用法】佐餐食用。

【功效】强身壮骨，健脾养胃，清肺润喉。

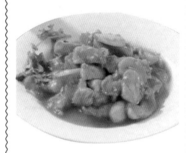

芝麻茄汁烩鸡脯

【原料】鸡脯肉 400 克，芝麻 20 克，番茄汁 50 毫升，香油、蒜、食用植物油、淀粉、料酒、食盐、糖各适量。

【制法】鸡脯肉切块，以食盐、糖、料酒、淀粉拌匀；蒜去皮切片。往锅内放食用植物油烧热，爆香蒜片，放入鸡脯肉翻炒。烹入料酒，放番茄汁、水，用中火煮至鸡脯肉熟，加食盐调味，用水淀粉勾薄芡，下芝麻和香油炒匀。

【用法】佐餐食用。

【功效】补充蛋白质，补钙。

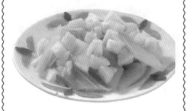

菠萝莴笋

【原料】莴笋 500 克，菠萝（罐装）200 克，糖 100 克，醋 5 毫升，食盐各适量。

【制法】莴笋去叶，削皮，洗净，切片，用开水烫熟，沥干水分，再放食盐稍腌片刻，入凉开水中漂洗。沥干水分，盛入盘内。菠萝切成小丁盛碗内，放入糖水（糖预先用适量凉开水化开）、醋拌匀，置冰箱内镇凉成菠萝糖水汁。食用时，将菠萝糖水汁浇在莴笋片上即可。

【用法】佐餐食用。

【功效】调节骨代谢，增加骨密度。

滑炒牛肉

【原料】嫩牛肉 300 克，嫩姜 150 克，料酒、酱油、食盐、白砂糖、水淀粉、花生油、胡椒粉各适量。

【制法】姜洗净切丝；牛肉切薄片，加入酱油、胡椒粉、水淀粉、料酒、花生油和少许清水，腌 1 小时。炒锅上火，加油烧至六成热，放牛肉片，拌炒，待牛肉变色，倒出沥油。锅内留油上火，放白砂糖、酱油、食盐、清水少许，烧沸后用水淀粉勾芡，放入牛肉片、姜丝拌匀即可。

【用法】佐餐食用。

【功效】补脾胃，强筋骨，消水肿。

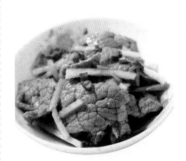

清蒸武昌鱼

【原料】武昌鱼 500 克，水发香菇 50 克，熟火腿、鸡油、食用植物油、鸡汤、葱、姜、食盐、料酒、胡椒粉各适量。

【制法】将鱼去腮、鳞，剖腹去内脏，洗净，在鱼身两面切刀花，撒上食盐，盛入盘中；水发香菇和熟火腿切成薄片，互相间隔着摆在上面，撒上葱、姜、淋上料酒。将鱼放入微波炉中高火蒸 10 分钟取出。将食用植物油、蒸鱼的汤汁连同鸡汤放入微波炉中高火蒸 1 分钟，之后加入食盐、鸡油。将之前做的调汁浇在鱼上面，撒上胡椒粉即可。

【用法】佐餐食用。

【功效】补充蛋白质。

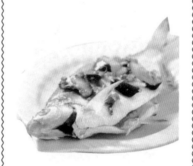

鸡腿菇炒莴笋

【原料】莴笋 100 克，鸡腿菇 150 克，红椒 30 克，姜、葱、食盐、蚝油、淀粉、食用植物油各适量。

【制法】鸡腿菇洗净，切斜刀片；莴笋去皮，洗净切片；姜洗净切丝；葱洗净切段；红椒去子，洗净切片。锅内放食用植物油烧热，放入姜丝爆香，下鸡腿菇片、莴笋片、红椒片、葱段翻炒；加食盐、蚝油炒至入味，用水淀粉勾薄芡即可。

【用法】佐餐食用。

【功效】调节骨代谢，增加骨密度。

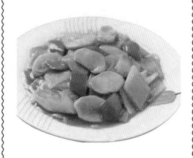

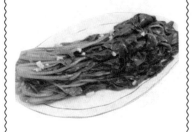

麻酱菠菜

【原料】菠菜500克，麻酱50克，葱、姜、蒜、食盐、香油、醋各适量。

【制法】选择小而均匀的菠菜，摘去老叶，切根洗净；葱、姜切末；蒜去皮，捣碎成泥；将麻酱、葱末、姜末、蒜泥、食盐、香油、醋一同放入碗内搅匀，兑成调味汁。锅内加水煮沸，放入整棵菠菜稍烫片刻，捞出浸入凉开水中过凉，再挤去水分，一棵棵整齐地摆放在盘内。将兑好的调味汁淋在摆放好的菠菜上即可。

【用法】佐餐食用。

【功效】健脾和胃，壮骨补钙。

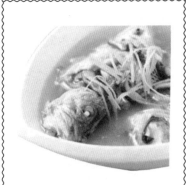

鲈鱼炖姜丝

【原料】鲈鱼750克，香菇25克，料酒15毫升，姜15克，食盐、葱段各适量。

【制法】将鲈鱼身两面制上4厘米宽距的刀纹，装入汤盘。将香菇洗净，切成片，与姜丝一并排在鱼身上，葱段放鱼头尾两处。加清水及料酒、食盐，装好加盖，上笼屉用大火蒸10分钟取出，拣去葱段即成。

【用法】佐餐食用。

【功效】健脾补气，壮骨益肾。

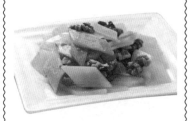

桃仁莴笋

【原料】莴笋400克，净核桃仁50克，胡萝卜50克，蒜蓉、食盐、食用植物油、香油各适量。

【制法】莴笋去皮洗净，切成片，下入开水锅内余熟，捞出，沥干水分装盘；胡萝卜去皮洗净。切成片。炒锅置火上，加入适量食用植物油，大火烧至九成热，下入核桃仁炸一下，捞出，沥干油。炒锅留底油，以蒜蓉爆香，下入莴笋片、胡萝卜片，翻炒，加食盐、香油，最后加核桃仁炒匀，出锅装盘即可。

【用法】佐餐食用。

【功效】补肾壮骨，补充钙质、维生素A、维生素E。

乌鸡焖栗子

【原料】乌鸡 750 克，栗子 100 克，花生油、白砂糖、黄酱、水淀粉、料酒、酱油、香油、葱花各适量。

【制法】乌鸡洗净，剁块；栗子洗净，在表面切一小口，放入沸水锅中煮至熟，去皮取栗子肉。起油锅，放入黄酱煸炒片刻，加上料酒、酱油、白砂糖和乌鸡块，加适量清水烧 30 分钟。再放入栗子肉，用中小火再烧焖 10 分钟至鸡熟栗香，用水淀粉勾芡，撒葱花，淋上香油即成。

【用法】佐餐食用。

【功效】益气健脾，强筋健骨。

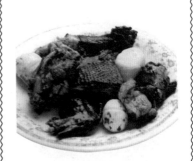

西芹百合炒腰果

【原料】西芹 100 克，胡萝卜 50 克，腰果 50 克，百合 30 克，食盐、糖、食用植物油各适量。

【制法】将百合切去头尾，分开数瓣；西芹切丁；胡萝卜切小薄片。锅内下食用植物油，冷油小火放入腰果炸至酥脆捞起放凉。将锅中食用植物油倒出一半，剩下的油烧热，放入胡萝卜及西芹丁，大火翻炒约 1 分钟。放入百合、食盐、糖大火翻炒约 1 分钟盛出，撒上放凉的腰果即可。

【用法】佐餐食用。

【功效】补充蛋白质、脂肪、钙、磷、铁、维生素 B_1、维生素 B_2、维生素 C 等。

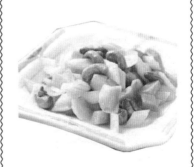

核桃煲鸭子

【原料】核桃仁 50 克，鸭子 1 只，猪脊骨 500 克，猪展 200 克，红枣 20 克，姜 10 克，食盐 10 克。

【制法】鸭子宰好、洗净斩件；猪脊骨、猪展斩件；姜去皮。锅中水烧开后，放入猪脊骨、鸭块、猪展余去血渍，洗净。取沙煲一个，放入猪脊骨、猪展、鸭块、姜、核桃仁、红枣加入清水，煲 2 小时后调入食盐即可食用。

【用法】佐餐食用。

【功效】补肾壮骨，补充钙质、维生素 A、维生素 E。

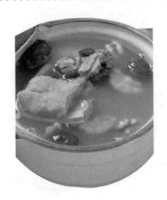

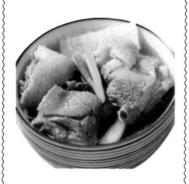

淮山煲羊肉

【原料】羊肉 500 克，鲜淮山药 60 克，草果、陈皮、良姜、胡椒、葱白、生姜、食盐各适量。

【制法】羊肉洗净，入沸水锅内焯去血水，捞出后洗净，切成小方块；鲜淮山药洗净去皮，切成片。草果、陈皮、良姜用洁净的纱布袋装好扎口。胡椒拍碎；葱白切成节；生姜洗净拍松。将羊肉块和以上药材袋置砂锅中，加入清水，放入淮山、生姜、胡椒、葱白，先用大火烧沸后，撇去浮沫，转小火煨 2~3 小时，加食盐调味即成。

【用法】佐餐食用。

【功效】健脾补肺，益胃补肾，强筋骨，助五脏。

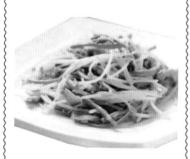

银芽贡菜

【原料】贡菜 100 克，绿豆芽 200 克，红辣椒、姜、蒜、料酒、醋、食盐、食用植物油、香油各适量。

【制法】将贡菜洗净，切去老根，放入清水中浸泡30 分钟，切段。将红辣椒剖开，去籽，切成细丝；蒜去皮，切末；姜洗净，切末。将绿豆芽洗净，去头尾，在醋中浸泡 2 分钟后，捞出，沥干水分。将锅置大火上，放食用植物油烧热，倒入蒜末、姜末、红辣椒丝爆香，加入绿豆芽和贡菜大火翻炒，再加入水、料酒翻炒数下，加入食盐，快速炒均，淋上香油即可。

【用法】佐餐食用。

【功效】促进人体发育，调整肠胃机能，消解食欲不振。

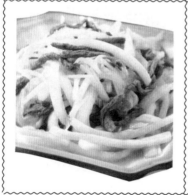

白菜炒牛肉

【原料】牛肉 250 克，白菜心 250 克，食盐、醋、料酒、姜、葱、淀粉各适量。

【制法】白菜剖开，切成细丝；葱和姜洗净切丝。牛肉洗净切成肉丝，加食盐、淀粉、醋腌制 10 分钟。起油锅，放入牛肉，翻炒几下后攒入料酒，投入葱段，盖上锅盖焖 2 分钟，再加入白菜稍炒至断生，调味即可。

【用法】佐餐食用。

【功效】补充维生素 C、维生素 E。

上汤金针菇

【原料】金针菇 100 克，西兰花 100 克，蒜片、白砂糖、食盐、上汤各适量。

【制法】将金针菇整理干净，切成段；西兰花改刀切成小朵，洗净。锅内加水烧沸，投入金针菇，几秒钟后捞起。另起锅，加入上汤、蒜片、金针菇、西兰花，约煮 3 分钟，调入食盐、白砂糖，即可出锅。

【用法】佐餐食用。

【功效】补肾填精，健脑壮骨，补脾和胃。

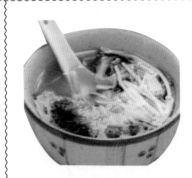

银耳炒芹菜

【原料】芹菜 250 克，干银耳 100 克，葱、姜、食用植物油、食盐、料酒各适量。

【制法】将银耳用温水泡 2 小时，去蒂撕成瓣状；芹菜去叶洗净，切段；葱洗净，切花；姜去皮，切丝。锅内入食用植物油，烧热后，入姜丝和葱花，炒出香味，加芹菜、银耳翻炒，入料酒、食盐调味即可。

【用法】佐餐食用。

【功效】补钙补钾，预防水肿。

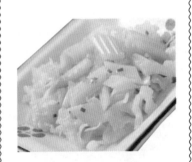

鲜香牛肝

【原料】牛肝 200 克，水发木耳 15 克，马蹄、泡椒各 50 克，生姜、大蒜、淀粉、食用植物油、香油、酱油、料酒、花椒粉、香醋、食盐、糖各适量。

【制法】马蹄去皮后洗净切片；泡椒去蒂、去籽，切片；牛肝撕去表皮，洗净切片；木耳洗净；姜、蒜洗净切末。把牛肝放在碗里，加食盐、糖、水、淀粉、清水拌匀上浆，再把泡椒、姜、蒜同放入牛肝中拌匀腌制。把酱油、醋、水、淀粉同盛于碗内，加各适量清水兑成芡汁。往锅里倒油，烧至七成热时下入牛肝、泡椒、姜、蒜，炒至牛肝散开发白时，烹入料酒，放入马蹄、木耳煸炒，倒入芡汁，炒匀后盛入碗内，淋入香油，撒上花椒粉即可。

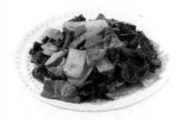

【用法】佐餐食用。

【功效】补充维生素 A、铁。

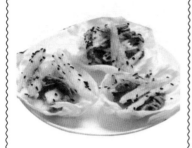

香拌滑牛肉

【原料】牛里脊肉 200 克，包菜、白梨、香菜、芝麻、葱末、蒜泥、醋、食盐、白砂糖、香油各适量。

【制法】将包菜用食盐水洗净，放入盘中；香菜择洗干净，切末；白梨洗净去皮及核，切丝。将牛里脊肉切成丝，用醋拌匀后放入冷开水中加热烧沸煮熟，然后捞起，沥干水分待用。把牛肉丝、香油、香菜末、蒜泥、芝麻、食盐、葱末、白砂糖、白梨丝拌匀放入装有包菜的盘中即可。

【用法】佐餐食用。

【功效】强筋骨，助消化，健脾养胃。

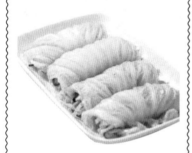

糖醋白菜卷

【原料】白菜 300 克，胡萝卜、黑木耳、鸡蛋各100 克，糖、醋各适量。

【制法】将白菜剥开叶片，洗净，放入开水中煮软，捞出；胡萝卜去皮，切丝；黑木耳泡软后切丝，与胡萝卜丝一起放入开水中煮熟。将鸡蛋打入碗中搅匀，倒入锅中煎成蛋皮，盛起后切丝。将大白菜叶片摊开，放入胡萝卜丝、鸡蛋丝和黑木耳丝，用手卷好，加糖、醋和少许凉开水浸泡半小时，切段食用。

【用法】佐餐食用。

【功效】补充钙、维生素 C。

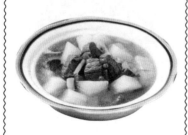

清炖牛肉

【原料】牛肉 500 克，白萝卜、料酒、花椒、葱、姜、食盐各适量。

【制法】牛肉切块后，用凉水泡 30 分钟，移入开水锅内边炖边除浮沫，直到肉熟透无沫为止。葱切段，姜拍破，与花椒、料酒一起加入锅中，用小火炖至九成烂时，再放入已去皮、切成滚刀块的萝卜。萝卜炖烂时加食盐即成。

【用法】佐餐食用。

【功效】补充蛋白质。

冬瓜煲鹌鹑

【原料】鹌鹑400g，冬瓜200克，花椒、葱、姜、食盐、料酒、醋各适量。

【制法】先将宰好的鹌鹑剁去爪尖、嘴尖，剁块，入沸水中余去血污；将冬瓜去皮洗净，切成小块。葱挽结，姜用刀面拍松。炖锅内加水适量，放入鹌鹑块置于火上，加花椒、葱结、姜块、料酒，用旺火烧沸后转小火保持炖锅微沸，煲至五成熟时加入冬瓜块、醋，同煮至熟烂，拣去葱、姜、花椒，加入食盐调味即可。

【用法】佐餐食用。

【功效】强筋健骨，益精明目。

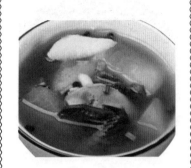

拌莴笋

【原料】新鲜莴笋250克，芝麻酱、食盐、酱油、香油各适量。

【制法】莴笋去皮、冲洗干净，切成片或丝，用食盐拌腌约10分钟。将腌好的莴笋挤去部分水分放入盘中。将芝麻酱放入碗中，用少许凉开水调开，加入食盐、酱油等所有调料，兑成卤汁，浇在莴笋上即成。

【用法】佐餐食用。

【功效】补充多种维生素和矿物质。

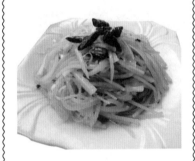

家乡牛肉片

【原料】牛肉150克，鲜肉汤15毫升，淀粉10克、冬笋、青辣椒、酱油、料酒、葱、姜、豆豉、食用植物油、胡椒粉各适量。

【制法】牛肉剔除筋膜，切成薄片，放入小碗内，加入料酒、淀粉，将牛肉腌制好。将姜剁成细末，辣椒、葱切成小节段，冬笋切成片，放入小碗内，加入淀粉，调成水淀粉待用。炒锅大火烧热，倒入油，烧至六成热时，牛肉倒入烧至九成熟时捞起，滤去余油，将冬笋片、辣椒、葱姜、豆豉、酱油，倒入锅中，烹入料酒，加入鲜汤，再放入牛肉炒2分钟，倒入水淀粉、胡椒粉即可。

【用法】佐餐食用。

【功效】补充蛋白质、维生素A、维生素C、钙、磷。

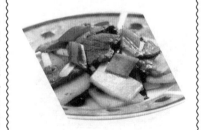

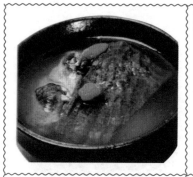

枸杞子甲鱼

【原料】甲鱼250克，枸杞子30克，清汤、食盐适量。

【制法】甲鱼宰杀，去内脏，剁块洗净，入沸水中氽去血水；枸杞子洗净。将枸杞子、甲鱼放入蒸碗中，加适量清汤，入蒸笼隔水蒸至熟烂，取出。加食盐调味，即可。

【用法】佐餐食用。

【功效】滋阴凉血，补肾健骨。

全福豆腐

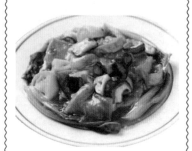

【原料】豆腐200克，鲜蘑菇50克，油菜心100克，香菇30克，食用植物油、酱油、食盐、淀粉各适量。

【制法】将香菇泡发，去蒂；鲜蘑菇洗净，去蒂；油菜心入沸水锅中氽熟，捞出凉凉；每块豆腐切5片。将炒锅放食用植物油烧热，豆腐煎至两面金黄，加酱油、食盐、水，放入香菇、鲜蘑菇、油菜心，焖烧至汤汁浓稠，熄火。将油菜心入大圆盘中铺底，将豆腐、香菇、鲜蘑菇逐层摆在豆腐上，成绿、黄、黑、黄4层。将汤汁用水淀粉勾芡，浇在豆腐上即可。

【用法】佐餐食用。

【功效】补充维生素C和胡萝卜素。

黄焖牛肉

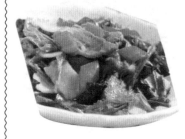

【原料】净牛肉600克，水发笋干50克，水发黄花菜25克，水发黑木耳25克，鸡蛋2个，食盐、糖、酱油、葱段、蒜片、牛肉汤、水淀粉、面粉、胡椒粉、香油各适量。

【制法】将净牛肉置炒锅中加清水在大火上煮至酥嫩，取出晾凉，切成长条，盛入碗内，加水淀粉、鸡蛋液、面粉、食盐一起搅匀挂糊炒锅置大火上，下香油烧至六成热，将牛肉逐块挂匀浆糊放入油锅氽炸，至呈黄色时捞出。炒锅再置大火上，留底油烧热，放入葱段、蒜片略煸，再下黄花菜、黑木耳、笋干、酱油、食盐、糖、牛肉片，焖20分钟即可。

【用法】佐餐食用。

【功效】补充蛋白质、铁、钙。

黄花菜炒牛肉

【原料】黄花菜（干）50克，牛肉500克，葱、姜、大蒜、植物油、食盐各适量。

【制法】先将黄花菜洗净并用温水泡软，牛肉切片，葱切花，姜、大蒜切末。起油锅，放入姜末、大蒜末，炒出香味；下牛肉煸炒熟。加入黄花菜炒熟，加食盐调味，撒葱花即可。

【用法】佐餐食用。

【功效】补中益气，滋养脾胃，强健筋骨，平肝利尿。

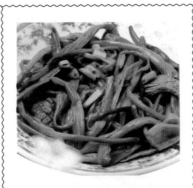

香干牛肉丝

【原料】五香豆干200克，牛肉400克，青辣椒1个，红辣椒2个，淀粉、食用植物油、酱油、料酒、食盐、糖各适量。

【制法】五香豆干洗净切丝；青椒、红椒分别去蒂、洗净，切丝备用；牛肉洗净切丝。把牛肉丝放入碗中，加入酱油、料酒、淀粉、食用植物油拌匀并腌10分钟，再放入油锅中炒至七成熟，盛出。将原锅内的剩油烧热，放入豆干、青椒略炒，加入红椒、食盐、酱油、糖炒至入味，最后加入牛肉丝炒匀即可。

【用法】佐餐食用。

【功效】补充蛋白质，软化血管。

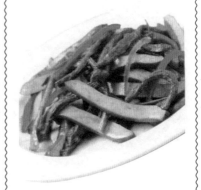

鲜炒鱼片

【原料】鳙鱼150克，黄瓜25克，鲜香菇10克，西红柿25克，鸡蛋清1个，牛奶25毫升，醋10毫升，料酒10毫升，姜末3克，食盐、葱各适量。

【制法】将鱼肉切成斜块，沥干水分，加入食盐、牛奶搅匀，放入蛋清、淀粉浆好；西红柿、黄瓜、香菇分别切成斜块。锅内放入油烧热，将鱼块放入滑散炸透。将黄瓜、香菇、西红柿放入稍炒，马上倒出沥油。将原料：回锅，放入葱、姜末，加入料酒、醋，放入食盐颠炒均匀，淋入食用植物油即可。

【用法】佐餐食用。

【功效】补虚，健脾胃。

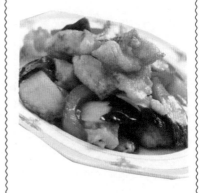

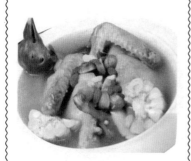

玉米杏仁炖乳鸽

【原料】鸽子400克，玉米100克，杏仁、莲子各20克，枸杞子、桂圆、姜各10克，食盐、料酒各适量。

【制法】鸽子清理干净，放入沸水中氽去血水，取出沥干水，放炖盅内，上放姜片。各料分别洗净，将各料与鸽子同放入炖盅内，淋料酒，加入适量沸水，盖上盅盖。炖盅放沸水锅中，以慢火炖3小时左右，取出，加食盐。

【用法】佐餐食用。

【功效】益肝滋肾，滋补五脏，强筋骨。

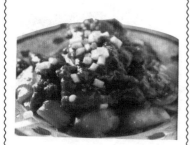

蚝油甜豆牛肉

【原料】甜豆250克，牛柳200克，蚝油、生抽、淀粉、料酒、葱、食盐、食用植物油各适量。

【制法】将甜豆择去老筋，放入滚水中氽烫断生，捞出后放入冷水中浸泡，待完全冷却后再捞出沥干水分。牛柳切片，用生抽、淀粉和料酒抓拌均匀，腌制1分钟；葱洗净后切段。炒锅中倒入油，待油七成热时，放入牛肉片滑炒至八成熟，放入甜豆，调入蚝油和食盐。

【用法】佐餐食用。

【功效】补充维生素A、维生素C、维生素B_1、维生素B_2、钾、钠、磷、钙等。

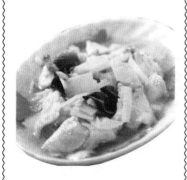

清烩鲈鱼片

【原料】鲈鱼1条，马蹄100克，黑木耳、韭黄各30克，鸡蛋清2个，料酒15毫升，食盐3克，水淀粉15克，葱10克，姜5克，香油15毫升，油50毫升。

【制法】鲈鱼取肉，骨煲汤；韭黄切段，黑木耳切小片，马蹄切片；姜、葱切末。鱼肉切片，加料酒、食盐、鸡蛋清、水淀粉拌匀上浆。锅内放油烧热，放入鱼片划油，至鱼片呈乳白色时倒出沥油。原锅仍置火上，留底油，放入葱、姜末煸香，再放入韭黄段及其他原料煸炒，加入鲈鱼骨浓汤，加料酒、食盐煮沸，倒入鱼片，用水淀粉勾芡，淋入香油。

【用法】佐餐食用。

【功效】健脾益肾。

清炖鹌鹑

【原料】鹌鹑1只（约400克），花椒、葱结、姜片、料酒、食盐各适量。

【制法】将鹌鹑清理干净剁块，入沸水中氽去血水，捞出。炖锅内加水适量，放入鹌鹑块，加葱结、姜片、花椒、料酒旺火烧沸，撇去浮沫。转小火炖至肉烂汤浓，拣去葱结、姜片，加适量食盐调味即可。

【用法】佐餐食用。

【功效】补益五脏，强筋健骨，益精明目。

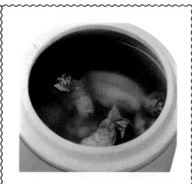

葱爆牛肉

【原料】牛肉200克，熟白芝麻、大葱、蒜末、生姜、酱油、辣椒粉、料酒、淀粉、食盐、醋、香油各适量。

【制法】牛肉洗净，逆着纹理切成薄片。加入腌料抓匀，腌制30分钟入味。大葱去头尾洗净，切斜成段；生姜去皮洗净，和蒜头一同剁成末。烧热油，倒入大葱段和蒜末炒至香气四溢，倒入腌好的牛肉片，与大葱一同翻炒，炒至牛肉变色，加入食盐和醋，淋上香油炒匀即可。

【用法】佐餐食用。

【功效】补蛋白质、铁、锌、镁、钾等。

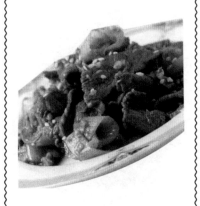

炒鳊鱼冬笋

【原料】鳊鱼150克，冬笋300克，猪肉50克，冬菇15克，料酒、酱油各10毫升，淀粉5克。

【制法】去鳊鱼外皮，剁下头骨；鱼身切块；猪肉切薄片；冬笋切长片。锅内倒油烧热，放入冬笋片，炸至呈金黄色，捞起沥油。将鳊鱼外皮和头骨下锅炸酥，沥去油，晾凉后研成末。锅内留底油，放入冬菇、猪肉片稍炒，再加入酱油、冬笋片，焖半小时。调入料酒，用水淀粉勾芡，并撒入炸酥的鳊鱼末拌匀，装入盘中。另取一干净炒锅，锅内倒油烧热，将切好的鳊鱼块下锅炸酥。捞起铺在冬笋等料上。

【用法】佐餐食用。

【功效】补充蛋白质、维生素、氨基酸，促进肠道蠕动。

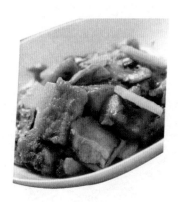

红烧鲈鱼

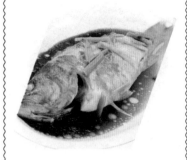

【原料】鲈鱼 1 条，姜末、花生油、食盐、生粉、老抽、白糖各适量。

【制法】鲈鱼去鳞及内脏，洗净，两面鱼身划上花刀。起油锅，爆香姜末，下鲈鱼煎香煎熟，盛起。另起油锅，加食盐、白糖、生粉、老抽和少许水，煮成芡汁；把煎好的鱼倒入芡汁内，颠翻均匀，使鱼四周挂汁，再煮沸即可。

【用法】佐餐食用。

【功效】补五脏，益筋骨，和肠胃，治水气。

红烧牛鞭

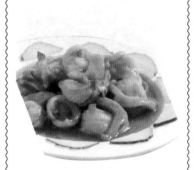

【原料】牛鞭 1000 克，葱段 100 克，蒜瓣 20 克，姜块 50 克，鸡汤 500 毫升，熟大油 75 毫升，花椒油 25 毫升，酱油 15 毫升，花椒、食盐、糖、料酒、水淀粉各适量。

【制法】先将牛鞭洗净，剪开外皮用开水烫一下，捞出后将外皮撕去，洗净放入锅中。锅内放适量清水，加入葱、姜、花椒各适量，直至将牛鞭煮烂，捞出一破两半，将尿道除去，切成长段。炒勺上大火，将熟大油烧热。加入葱、姜和蒜瓣煸炒出香味，加入料酒、酱油、鸡汤、糖、食盐，用糖色将汤调成旺红色，把牛鞭放入汤中用小火煨至汤汁干浓，拣出葱、姜，用水淀粉勾成浓流芡，淋上花椒油即可。

【用法】佐餐食用。

【功效】补充蛋白质。

香滑鲈鱼球

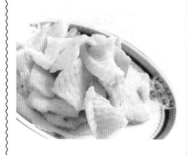

【原料】鲈鱼 1500 克，水淀粉 8 克，料酒 10 毫升，油 100 毫升，香油、葱、姜、食盐、糖各适量。

【制法】将鲈鱼宰杀洗净，去皮起肉，顺着直纹切成块，即成鲈鱼球，用少量食盐拌匀。锅内倒油煮沸，放入鲈鱼球泡油约半分钟，至八成熟，捞起。余油倒出，锅放回炉上，下姜、葱，加料酒、水、食盐，再放入鲈鱼球，用水淀粉勾芡，淋香油和油即可。

【用法】佐餐食用。

【功效】补肝益肾，健脾补气。

北芪炖鲈鱼

【原料】鲈鱼1条，北黄芪20克，生姜2片，食盐、食用植物油各适量。

【制法】北黄芪洗净，稍浸泡；鲈鱼洗净，去鳞、鳃和肠脏。将北黄芪、鲈鱼与生姜一起放进炖盅内，加清水1000毫升，放少许食用植物油。隔水炖3小时，加食盐调味即可。

【用法】佐餐食用。

【功效】补五脏，益筋骨。

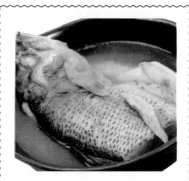

海带炖牛尾

【原料】鲜牛尾750克，海带75克，香菜段5克，姜1块，花椒、葱丝、料酒、酱油、食盐各适量。

【制法】牛尾去残皮，从每一骨节缝切断，放入沸水锅内焯一下，取出放清水里漂洗干净；海带上屉蒸10分钟，取出用清水洗净，改刀切成小条，再放沸水锅内烫一下，捞出控净水分。锅内放入清水，置大火上，放入牛尾煮沸，去掉浮沫，加姜块、花椒和料酒，用小火炖25分钟，取出牛尾。用纱布将炖牛尾的汤内沉淀物滤去，把汤倒在净锅内，再加上海带条、牛尾块、酱油和食盐，煮沸后用小火将牛尾炖熟烂，取出盛在大碗里，撒上葱丝和香菜段即可。

【用法】佐餐食用。

【功效】补充钙、碘。

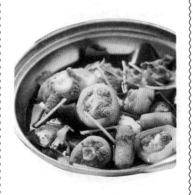

蒸鱼豆花

【原料】草鱼150克，花生米、榨菜、豌豆各15克，鸡蛋清80毫升，姜、葱各10克，辣椒油20毫升，淀粉20克，芝麻、蒜泥、香菜、花椒粉各5克，食盐适量。

【制法】草鱼去骨，捶成鱼蓉。豌豆炸酥，芝麻炒熟。姜、葱切末，香菜切段。鱼蓉放碗内，加清水，再加鸡蛋清、淀粉、食盐拌匀，并放入清水调成鱼糊，入笼蒸半小时。取姜末、蒜泥、熟芝麻、炸花生米、油酥豌豆、食盐、辣椒油、花椒粉，调成麻辣汁。淋上蒸熟的鱼豆花，撒上葱末、香菜段。

【用法】佐餐食用。

【功效】补硒，养颜，抗衰老，强壮筋骨。

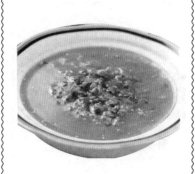

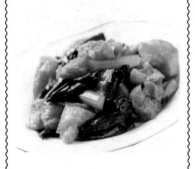

豆泡烧油菜

【原料】豆泡 350 克，油菜 350 克，食用植物油、食盐、酱油、糖各适量。

【制法】将油菜洗净切段，豆泡切两瓣备用。将锅上火，注油烧至八成热，油菜入锅内炒均匀，入油豆腐一起煸炒，加食盐及糖后继续翻炒。烧几分钟后，加酱油再翻炒几下即可。

【用法】佐餐食用。

【功效】补血，补钙。

五香牛腩

【原料】牛腩 500 克，西红柿 1 个，青蒜、葱、老姜、蒜瓣、米酒、大料、辣豆瓣酱、酱油、水淀粉各适量。

【制法】西红柿洗净切块；青蒜洗净切斜段；蒜瓣及老姜均去皮切片；葱洗净切段。牛腩洗净切块，放入滚水中氽烫 5 分钟，去除血水后捞出，用清水冲凉，放入大碗中加入葱段和姜片，再加入西红柿、米酒和适量水淹过牛腩，上屉蒸 30 分钟。锅中倒入适量油烧热，放入蒜片、葱段爆香。加入辣豆瓣酱、清水煮开，再加入煮好的牛腩、酱油煮透，最后加入水淀粉勾芡。撒入青蒜即可。

【用法】佐餐食用。

【功效】补充蛋白质。

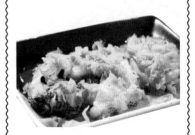

冬菜蒸鳕鱼

【原料】银鳕鱼 250 克，冬菜 100 克，食用植物油 20 毫升，淀粉 8 克，食盐、香油、胡椒粉、葱末各适量。

【制法】将银鳕鱼洗净，切片；冬菜洗净，剁碎，加入香油拌匀备用。银鳕鱼片上撒食盐、胡椒粉腌制，再拌上淀粉，再放在冬菜上，上笼蒸熟。取出装盘，再撒上葱末，淋上熟油即可。

【用法】佐餐食用。

【功效】强壮筋骨。

口蘑炖豆腐

【原料】豆腐 300 克，鲜口蘑 100 克，笋片 25 克，虾米少许，葱花、姜米、食盐、料酒、素汤（香菇蒂、黄豆芽等熬成的汁）、水淀粉各适量。

【制法】豆腐切片，放入沸水锅中焯后捞出沥水待用。鲜口蘑入沸水中焯烫一下，沥水后切片。锅上火倒入油烧热，下姜米、口蘑片略炒，烹入料酒，添加适量素汤大火烧开，放入豆腐、笋片、虾米、食盐，转小火炖 10 多分钟，加入调味，水淀粉勾芡，撒上葱花。

【用法】佐餐食用。

【功效】补钙，益气血，健脾开胃。

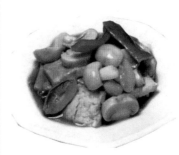

豆酱焖牛腩

【原料】牛腩 750 克，潮州豆酱、食盐、蒜蓉、姜、葱、香菜、淀粉、酱油各适量。

【制法】牛腩切开边，放入滚水中煮 10 分钟。把适量的水放入煲内煲滚，加入牛腩、姜、香菜煲滚，小火煲至将烂（约需 1 个半小时），取起牛腩，切件待冷；煲牛腩的汤留用。下油，放下牛腩、蒜蓉、酱油爆香，下酒，再下潮州豆酱炒匀，加入食盐煲滚，小火焖烂（约需 30 分钟），用水淀粉勾芡，下葱炒匀即可。

【用法】佐餐食用。

【功效】补充蛋白质。

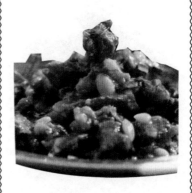

秋水芙蓉

【原料】鸭蛋、泥鳅各 500 克，火腿、香菇各 15 克，芥菜 50 克，料酒 20 毫升，上汤 500 毫升，葱、食盐、姜各适量。

【制法】泥鳅与葱白、姜片一并下温水锅氽一下捞出，拣出葱、姜。泥鳅与料酒、上汤、食盐一起放入碗中，上笼蒸熟取出，滗下泥鳅汤待用。鸭蛋取清（蛋黄另用）盛于汤碗，打散后，加入晾凉的泥鳅汤，调以食盐，上笼蒸 3 分钟取出成"秋水芙蓉"。火腿、香菇、芥菜均切片。芥菜、火腿、香菇一并下汤锅氽熟捞起，沥干水，与泥鳅一齐铺在芙蓉面上。

【用法】佐餐食用。

【功效】补充钙、铁。

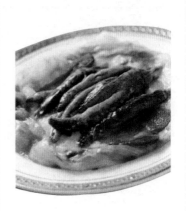

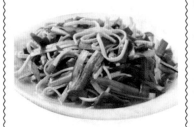

豆腐皮炒韭菜

【原料】韭菜400克，豆腐皮150克，食用植物油、食盐、糖、酱油各适量。

【制法】将韭菜洗净，切段；豆腐皮洗净，切丝。将炒锅置火上，放食用植物油烧热，放入水、豆腐皮丝，加食盐、糖、酱油，用小火慢慢翻炒5分钟。豆腐皮丝完全吸收汤味道后，再放入韭菜继续炒熟，出锅装盘即可。

【用法】佐餐食用。

【功效】补钙。

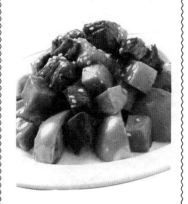

五香酱牛肉

【原料】牛肉500克，素鸡300克，鸡蛋5个，食用植物油500毫升，红茶、茴香、五香粉、食盐、酱油、料酒、葱结、姜块、糖各适量。

【制法】将鸡蛋放入锅中加清水煮至八九成熟，捞出后将蛋壳轻轻击裂；素鸡切块。将锅置火上，放入食用植物油烧热，然后下入素鸡块炸至结皮，捞起沥去油，待用。取烧锅1只，加清水，下入牛肉、葱结、姜块、茶叶、料酒、食盐、酱油以及糖、五香粉等，用大火烧开后再转小火将肉焖酥，然后放入素鸡、煮熟的鸡蛋，再煮30分钟至熟，装盘即可。

【用法】佐餐食用。

【功效】补充蛋白质。

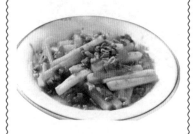

冬笋荠菜萝卜煲

【原料】冬笋300克，荠菜100克，胡萝卜20克，食盐4克，淀粉3克，食用植物油20毫升。

【制法】冬笋去皮洗净煮熟后切成劈柴状；淀粉放碗内加水调成水淀粉。荠菜择洗干净，用开水氽一下，捞出放进冷水里冲凉后，挤出水分，切成粗末；胡萝卜洗净煮熟切成末待用。坐锅，放油烧热，投入冬笋块略炒，加入鸡汤、食盐，烧开后放入荠菜、水淀粉勾稀芡，开锅后放进胡萝卜末，即可装盘。

【用法】佐餐食用。

【功效】健脾利水，止血解毒。

黄豆煲瘦肉

【原料】猪瘦肉块 200 克，水发黄豆 50 克，水发黑木耳 20 克，黄精、枸杞子各 15 克，食盐、料酒、生姜、葱、鲜汤各适量。

【制法】猪肉块洗净，放入沸水中焯水洗净。砂锅中加入肉块、鲜汤，上火烧沸，撇去浮沫，加入生姜、葱、水发黄豆、黑木耳、黄精、枸杞子，用小火煮至黄豆酥烂，用调味料调好口味即可。

【用法】佐餐食用。

【功效】滋肝补肾，益气健脾。

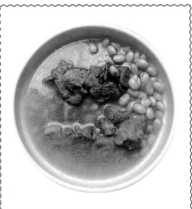

冬瓜炖牛肉

【原料】黄牛肉 1000 克，冬瓜 500 克，葱结、姜块、料酒、食盐、食用植物油各适量。

【制法】将牛肉洗净，切成小块，放入沸水锅中焯透，捞出用清水漂清，捞出控去水；冬瓜去皮、籽和瓤，洗净，切成骨牌块。炒锅上大火，放入油烧热，下葱结、姜块（拍破）炸香，下牛肉块略煸，装入砂锅中，加适量清水淹没，放入料酒。置大火上煮沸，移至小火上炖至牛肉八成烂时，放入冬瓜块继续炖至酥烂，加食盐调味即可。

【用法】佐餐食用。

【功效】壮骨补钙。

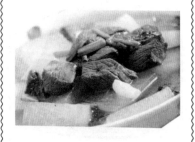

黑木耳烩白菜

【原料】木耳（水发）100 克，大白菜 250 克，小葱 5 克，食用植物油 25 毫升，食盐 3 克，酱油 15 毫升，花椒粉 2 克，淀粉 5 克。

【制法】将水发木耳去杂洗净；白菜选中帮、菜心、去菜叶，洗净；将帮切成小斜片备用。将炒锅内放入油加热，放入花椒粉、葱花炝锅；随即下白菜煸炒至油润透亮。放入木耳，加酱油、食盐继续煸炒；快熟时，用水淀粉勾芡出锅即可。

【用法】佐餐食用。

【功效】补充蛋白质、维生素、多种微量元素。

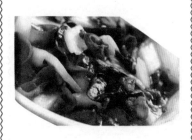

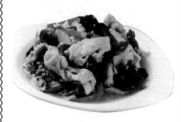

茼蒿黑木耳炒肉

【原料】茼蒿 100 克，瘦肉 90 克，彩椒 50 克，水发木耳 50 克，姜片、葱段、食盐、料酒、生抽、水淀粉、食用植物油各适量。

【制法】木耳切小块，彩椒切粗丝，茼蒿切段，瘦肉切片用食盐、淀粉抓匀。热油爆香葱、姜，倒入肉片、料酒炒变色，倒入茼蒿段、木耳块、彩椒丝翻炒，加调味料炒至熟，淋水淀粉勾芡即可。

【用法】佐餐食用。

【功效】益气强身，滋肾养胃。

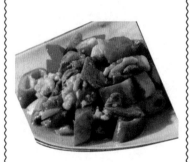

桃仁牛肉

【原料】熟牛肉 200 克，核桃仁 50 克，食用植物油 30 毫升，红辣椒、青辣椒、大葱、淀粉、香油、酱油、食盐、糖各适量。

【制法】把牛肉洗净切成片；桃仁用温水泡一下，去掉皮；葱洗净切段；辣椒洗净切段。把食用植物油倒入炒锅内烧热，放入葱爆香，再把桃仁、牛肉下锅煸炒。烹入酱油，加糖、食盐、水，烧入味后用水淀粉勾芡，淋入香油即可。

【用法】佐餐食用。

【功效】壮骨补钙。

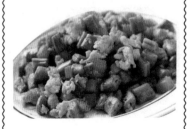

彩色四季豆

【原料】四季豆 250 克，胡萝卜 150 克，鸡蛋 250 克，食盐 3 克，西红柿酱 20 克，食盐 20 克，食用植物油适量。

【制法】将胡萝卜去皮，四季豆去丝，全部切成小丁。放在大碗中，打 4 个鸡蛋，加入适量食盐搅拌均匀。将油放入热锅烧热，将蛋和各种材料倒入快炒。待快熟时加入西红柿酱搅拌，再放于盘中即可。

【用法】佐餐食用。

【功效】健脾胃，增进食欲。

杞菊肉丝

【原料】猪里脊肉 200 克，白菊花 2 朵，枸杞 10 克，葱、姜汁，食盐、料酒、白糖、水淀粉、鲜汤、食用植物油各适量。

【制法】菊花摘瓣放淡食盐水中浸泡 15 分钟，捞出沥水。猪肉切丝，加少许葱、姜汁、食盐等调味料，水淀粉拌匀。锅上火倒入油烧热，放肉丝滑散、滑透，捞出沥油。锅中留少许底油，倒菊花、枸杞速炒，随即溜入少许鲜汤烧沸，加入食盐调味，勾芡后，倒入肉丝炒匀，出锅装盘。

【用法】佐餐食用。

【功效】滋阴补肾，养血润燥，平肝明目。

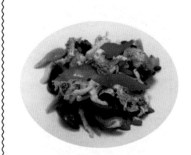

东坡牛肉

【原料】牛肉 400 克，胡萝卜、白萝卜各 50 克，香葱、生姜、大蒜、干辣椒、草果、大料、香叶、食用植物油、清水、西红柿酱、辣椒酱、排骨酱、花生酱、食盐、糖各适量。

【制法】牛肉洗净后放入清水锅中煮至七成熟，捞出切成方块；胡萝卜、白萝卜洗净切块；葱、姜、蒜洗净。往锅里倒油，烧热，放入西红柿酱、辣椒酱、排骨酱、花生酱、干辣椒炒香，加入清水、葱、姜、蒜、草果、大料、香叶、糖、食盐煮开，再放入牛肉、胡萝卜、白萝卜，焖烧至入味软烂即可。

【用法】佐餐食用。

【功效】补充蛋白质、钙、铁。

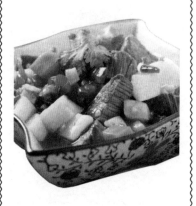

丝瓜炒蛋

【原料】丝瓜 250 克，鸡蛋 150 克，食用植物油 15 毫升，香油 3 毫升，食盐 3 克，大葱 3 克。

【制法】将鸡蛋磕入碗内，加适量食盐搅打均匀。丝瓜去皮，洗净切成滚刀块。炒锅注油烧热，下入葱段炝锅，爆出香味，放入丝瓜炒熟，倒入蛋液翻炒，加入食盐搅匀，淋入香油。

【用法】佐餐食用。

【功效】补充蛋白质、钙、磷、铁、维生素 B_1、维生素 C。

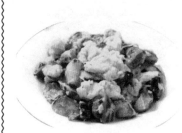

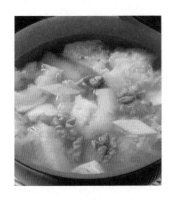

核桃银耳炖海参

【原料】核桃 20 克，银耳 50 克，海参 60 克，猪瘦肉 50 克，生姜、葱、食盐各适量。

【制法】海参涨发好清洗干净，切块；猪瘦肉洗净切块；核桃、银耳洗净浸透；生姜洗净切片；葱洗净切段。锅内加水煮沸，放入姜片、葱段、食盐、海参块滚煨片刻，捞起待用。取炖盅一个，将核桃、银耳、海参块、猪瘦肉块放入盅内，加入清水，用中火炖约 2 小时，调入食盐即可。

【用法】佐餐食用。

【功效】滋阴补肾，壮阳益精，养心润燥。

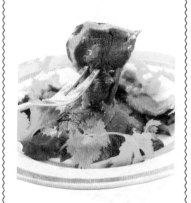

盐水牛肉

【原料】牛腱 500 克，香菜 100 克，食盐、大葱、姜、花椒、料酒、香油各适量。

【制法】牛腱子肉用食盐、糖、花椒子和各适量稍揉擦腌上（冬季 1 星期，夏季 3 天，其中翻动 2 次），取出后要洗净；香菜择洗干净。用锅下入牛腱子肉以及拍破的葱、姜、料酒和适量的水（水以没过牛肉为准）煮到七成烂为止，捞出晾凉，刷上香油，以免干裂。食用时，切薄片摆盘，淋香油，拼香菜即成。

【用法】佐餐食用。

【功效】补充维生素 C、维生素 B_1、维生素 B_2、钙、铁、磷、镁等。

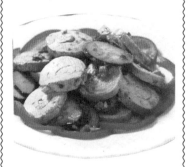

黄瓜拌素鸡

【原料】小黄瓜 4 条，素鸡 1 条，大蒜 2 瓣，红辣椒 2 个，食盐、醋、糖、辣椒酱、生抽、香油各适量。

【制法】素鸡、小黄瓜洗净，均切片，放入滚水中汆烫，捞起；红辣椒洗净去蒂，大蒜去皮，均切末备用。小黄瓜放在碗中，加食盐、醋抓拌并腌 10 分钟，待苦水流出，以凉开水冲净并装在盘中。再加入素鸡、红辣椒和糖、辣椒酱、生抽搅拌均匀，即可盛出。食用前淋上香油即可。

【用法】佐餐食用。

【功效】强壮筋骨。

陈皮牛肉炒豆角

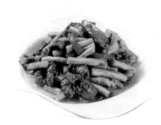

【原料】陈皮 10 克，豆角 180 克，红椒条 35 克，牛肉 200 克，姜片、蒜末、葱段少许，食盐 3 克，料酒 3 毫升，生抽 4 毫升，水淀粉、食用植物油各适量。

【制法】豆角切段，焯熟沥干；红椒、陈皮切丝、牛肉切丝，放陈皮丝和所有调料腌渍 10 分钟。热油锅炒香葱段、姜片、蒜末、红椒条，倒入牛肉丝、所有食材和所有调味斟，炒熟勾芡即可。

【用法】佐餐食用。

【功效】健脾和胃，补肾止带。

洋葱牛肉

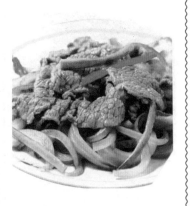

【原料】牛里脊肉 450 克，洋葱 20 克，青、红椒各 1 个，辣椒油、醋、糖、食盐各适量。

【制法】牛里脊肉切片；洋葱去皮切丝；青、红椒洗净切切丝；将洋葱和椒丝放入锅中煸炒至熟，捞起。锅中加半锅水烧开，放牛肉片煮至肉色变白，立即捞出浸入凉开水中，待凉捞出沥干，放在洋葱上。食用前将辣椒油、醋、糖、食盐放入小碗中调匀，淋在牛肉上即可。

【用法】佐餐食用。

【功效】补充钙、磷、铁、维生素等。

雪里蕻冬笋

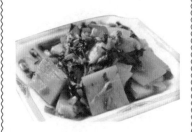

【原料】雪里蕻 100 克，冬笋 200 克，食用植物油 15 毫升，食盐 2 克，香油 5 毫升，淀粉 5 克。

【制法】雪里蕻洗净，切成 3 厘米长的段；冬笋洗净，切成小块。炒锅烧热，放入食用植物油；加冬笋和适量水在大火上加盖焖烧 3 分钟，焖至笋成熟。放入雪里蕻拌匀，淋入水淀粉，加食盐、香油调味即成。

【用法】佐餐食用。

【功效】补充蛋白质、维生素 C、维生素 E、钠、钙等。

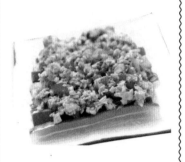

鸡松酱拌茄子

【原料】茄子300克，鸡肉50克，豆酱2大匙，植物油、咖喱、食盐、葱花、姜蓉、蒜泥各适量。

【制法】茄子洗净，蒸熟取出，撕成条，排放在盘中；鸡肉切末备用。炒锅加油，烧至七成热，下入拌匀的姜蓉、蒜泥、鸡肉末、豆酱、少许咖喱和食盐，炒制成酱，加葱花拌匀。将炒好的鸡松酱浇在茄子上即可。

【用法】佐餐食用。

【功效】滋阴清热，补肝益肾，健脾止泻。

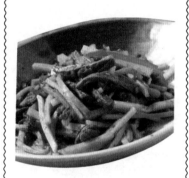

冬笋烧牛肉

【原料】牛肉250克，冬笋250克，食用植物油30毫升，红辣椒、青辣椒、香葱、生姜、花椒、香油、料酒、清水、豆瓣酱、胡椒粉、食盐各适量。

【制法】把牛肉放在清水锅里，加入部分葱、姜，大火烧开，除尽血水后捞出切丝；用温水把冬笋泡软、洗净，切丝；辣椒洗净，切丝。往锅里放油，烧热后下入豆瓣酱、辣椒丝、花椒，炒出香味时再加入姜、葱，烹入清水烧制出香味后去掉料渣。接着把牛肉丝投入锅里，放料酒、香油、胡椒粉、食盐，改小火，牛肉焖至七成熟时加入冬笋，烧入味后即可装盘。

【用法】佐餐食用。

【功效】补充蛋白质、维生素及微量元素。

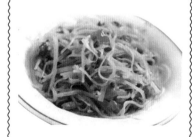

酸辣莴笋

【原料】莴笋500克，花椒、干辣椒、食盐、醋、糖、香油各适量。

【制法】将莴笋竖刀切开，切成丝码入盘内，撒上食盐、糖，腌30分钟，沥干水分备用。净锅置中火上放入香油烧热，投入花椒炸出香味，放入干辣椒炸至呈金黄色离火；将油倒在莴笋片上，干辣椒摆在上面。另起锅置中火上，放入适量糖、食盐、醋，烧开浇在莴笋丝周围即成。

【用法】佐餐食用。

【功效】补充维生素、铁。

鱼香蒸茄子

【原料】茄子 300 克，咸鱼 80 克，甜米酒、食盐、蚝油、色拉油各适量。

【制法】将咸鱼切成薄片，茄子削皮切成条待用。起油锅，放入茄子炸 2 分钟捞出，放食盐、蚝油搅拌腌 5 分钟；将咸鱼入七成热油锅中以小火滑 2 分钟，捞出沥油。将咸鱼铺在茄子上面，洒入少量甜米酒，以旺火蒸 15 分钟。

【用法】佐餐食用。

【功效】清热止血，消肿止痛，补肝益肾。

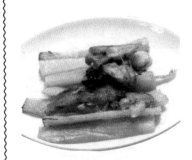

西红柿烧牛肉

【原料】牛肉 250 克，西红柿 400 克，香葱、生姜、大蒜、淀粉、食用植物油、酱油、西红柿酱、食盐、糖各适量。

【制法】牛肉洗净切片后加酱油、食用植物油、水、淀粉拌匀，腌置 30 分钟；西红柿洗净去皮后切成块状；葱洗净切末；姜、蒜洗净切末。往炒锅里放油，烧至八成热时，把牛肉倒进去，炸至七成熟时捞起沥油。锅内留底油，放入葱、姜、蒜、西红柿，翻炒约 2 分钟，再加适量清水及食盐、西红柿酱、糖。西红柿煮烂后加入牛肉略炒，用水淀粉勾芡，炒匀后即可装盘。

【用法】佐餐食用。

【功效】补充维生素 B_1、维生素 B_2、维生素 C、钙、磷、铁等。

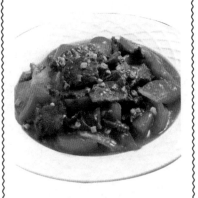

糖醋豆腐丸子

【原料】豆腐 1 块，洋葱 15 克，鸡蛋 1 个，青、红椒、面粉、食用植物油、糖、西红柿酱、醋、料酒、酱油、香油、食盐、葱、姜末、淀粉各适量。

【制法】豆腐搅碎，加食盐、鸡蛋、淀粉、面粉调拌均匀，挤成蛋黄大小的丸子，放入六成热油中炸透，呈金黄色时捞出，控干油分。原锅留各适量底油，用葱、姜末炝锅，放入洋葱、青红椒煸炒。烹料酒、醋，加入西红柿酱、糖、酱油，添适量汤烧开，用水淀粉勾芡，再放入炸好的豆腐丸子，翻熘均匀，淋香油。

【用法】佐餐食用。

【功效】壮骨补钙。

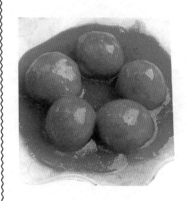

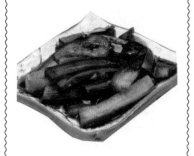

蚝油烧茄子

【原料】茄子 400 克，姜末 15 克，大蒜末 25 克，蚝油 50 克，鲜汤、白砂糖、食盐、料酒、水淀粉、植物油各适量。

【制法】茄子洗净，切条。炒锅上火，放入油烧至 120℃时，放入茄条炸至金黄色时捞出。另起油锅，下姜末、蒜末、蚝油煸炒，加入鲜汤、茄条，迅速把白砂糖、食盐、料酒放入，烧片刻，淋入水淀粉勾芡，即可盛入盘中。

【用法】佐餐食用。

【功效】健脾益气，利水除湿，补肝益肾。

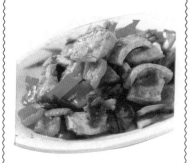

椒爆牛心顶

【原料】牛心顶 250 克，红辣椒、青辣椒各 1 个，食用植物油 30 毫升，生姜、淀粉、香油、豆瓣酱、食盐各适量。

【制法】牛心顶去净油后洗净切厚片；辣椒、姜洗净切片。往锅内加水，水烧开后，下入切好的牛心顶，烫去异味倒出，沥水。往锅里放油，放入姜、豆瓣酱、辣椒爆香，再投入牛心顶片，用大火爆炒片刻，调入食盐炒至入味，用水淀粉勾芡，淋入香油即可。

【用法】佐餐食用。

【功效】补充蛋白质、维生素 A、维生素 C、维生素 E、钾、钠、钙、镁、铁、锰、锌、铜、磷等。

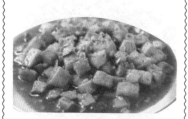

丝瓜炒豆腐

【原料】豆腐（北）1000 克，丝瓜 700 克，辣椒粉 50 克，食盐 15 克，淀粉 30 克，食用植物油 100 毫升，酱油 35 毫升。

【制法】将豆腐切成 1 厘米见方的小丁；丝瓜去厚皮，削去柄梗和花蒂，切成 1 厘米见方的丁。将油放入锅内，烧至八成熟，放入豆腐、丝瓜炸一下，捞出沥油。锅内下油各适量，放入葱姜、辣椒末煸炒，加入汤、食盐、酱油、豆腐、丝瓜。烧焖片刻；用水淀粉勾芡，出锅即成。

【用法】佐餐食用。

【功效】壮骨补钙。

猴头香菇肉片

【原料】猴头菇 100 克，香菇 100 克，猪瘦肉 350 克，植物油、葱、蒜、食盐、酱油各适量。

【制法】猴头菇、香菇泡发洗净切片，猪瘦肉洗净切片，葱切花，蒜切片。起油锅，下肉片翻炒至八成熟，加蒜炒香，再加猴头菇、香菇和适量食盐、酱油翻炒。加适量开水，大火炖 2~3 分钟，改小火炖熟收汁，撒入葱花即可。

【用法】佐餐食用。

【功效】补肝肾，健脾胃，抗癌益肾。

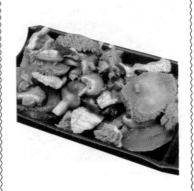

白切猪脚

【原料】猪脚 500 克，姜、葱、料酒、食盐、香醋、生抽、蒜蓉、葱花、香菜末、红油、香油、炸花生碎或熟芝麻各适量。

【制法】猪脚剔去大骨，刮净表皮，洗净，整个放入高压锅中，加清水浸没，加葱姜、料酒、适量食盐。压 20 分钟，筷子能横插穿过猪脚即可。整只猪脚煮好晾凉切片，把调料按个人口味调好，浇在猪脚上，或蘸食。

【用法】佐餐食用。

【功效】补充蛋白质。

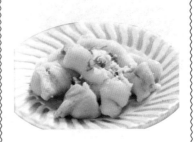

凉拌黑木耳

【原料】黑木耳 100 克，黄瓜 200 克，蒜、葱、食盐、香油各适量。

【制法】黄瓜洗净，去皮切丝；黑木耳浸发，去蒂，入沸水汆熟，捞出，沥干，装入碗中；蒜去皮，捣成泥；葱洗净，切成末。盛有黑木耳的碗中加入黄瓜丝、蒜泥、食盐、葱末、香油，拌匀后即可食用。

【用法】佐餐食用。

【功效】补充钙、磷，清胃涤肠。

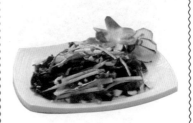

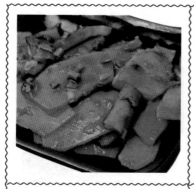

蚝油南瓜片

【原料】南瓜 500 克，青椒 200 克，蚝油、食盐、大蒜、湿淀粉、植物油各适量。

【制法】将南瓜去瓤，切薄片；青椒洗净切片；大蒜切末。起油锅，下蒜片微炸出香味，倒入南瓜片翻炒，再加入青椒翻炒 3 分钟左右，加入食盐、蚝油。再略烧半分钟，加湿淀粉勾芡，即可出锅装盘。

【用法】佐餐食用。

【功效】温中散寒，开胃消食，补肝益肾。

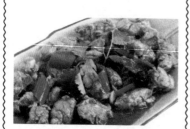

梅子蒸排骨

【原料】猪排骨（大排）300 克，梅子 15 克，淀粉 20 克，食用植物油 20 毫升，老抽 15 毫升，糖 15 克，香油 10 毫升，豆瓣酱 10 克，大蒜（白皮）各适量。

【制法】将排骨斩成 10 克重的块，洗干净，控去水分。将除食用植物油以外的所有原料与排骨拌匀，摊放盘中。浇适量食用植物油，用中火蒸约 10 分钟至熟，取出便成。

【用法】佐餐食用。

【功效】补充蛋白质、钙、磷、铁等。

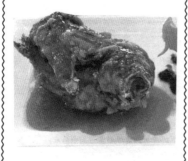

糖醋鲤鱼

【原料】鲤鱼 1 尾（约 1250 克），葱花、蒜泥、姜末、料酒、酱油、食盐、白糖、香醋、香油、干淀粉、湿淀粉、食用植物油各适量。

【制法】鲤鱼宰杀，两面剞成牡丹花刀，深到鱼骨，重拍一下鱼头，加食盐、料酒腌渍；挂淀粉糊。起油锅，烧热至 170℃ 时，一手抓住鱼头，一手托住鱼尾，下油锅炸至五六成熟时，把鱼捞起；用竹筷在鱼脊背厚处扎几个眼儿，待油烧热至 190℃ 时，再把鱼复炸，待鱼浮起时，捞出装入鱼盘中。另取一锅，加入沸油，下葱、生姜、蒜炒香，加入料酒、白糖、食盐、酱油、清水烧开，用湿淀粉勾芡，放香醋搅匀，即成卤汁；另取锅烧热，倒入沸油，随即将卤汁倒入，用手勺不停地推动，迅速浇在鱼身上。

【用法】佐餐食用。

【功效】补充钙、磷。

百合枸杞子甲鱼汤

【原料】甲鱼1只，鸡肉100克，百合15克，枸杞子10克，姜片、食盐、料酒各适量。

【制法】百合、枸杞子用清水浸泡；鸡肉切块。甲鱼去内脏切块，热水烫洗。将甲鱼、鸡肉放入炖盅，加枸杞子、姜片、食盐、料酒，加适量清水，炖至甲鱼烂熟即可。

【用法】佐餐食用。

【功效】补中益气，养肝益肾，清热养阴，平肝熄风。

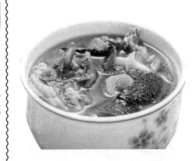

花生猪脚

【原料】猪脚2个，花生250克，食盐、葱、蒜、姜、冰糖、酱油、蚝油、西红柿酱各适量。

【制法】猪脚斩成块状，在沸水中煮约10分钟后捞出沥干水分；花生加食盐用水发泡3小时；香葱挽结，蒜、老姜切片。锅中加水，放入冰糖小火加热慢慢熬制至冰糖起泡呈金黄色。将猪脚块倒入锅中搅拌均匀，使猪脚裹上糖色后倒入花生、葱结、蒜片、姜片、酱油、蚝油和西红柿酱。加水加盖煮沸后，调至小火炖约2小时；当猪脚和花生都软烂，改大火收干汤汁，铲匀起锅装盘即可上桌。

【用法】佐餐食用。

【功效】补蛋白质。

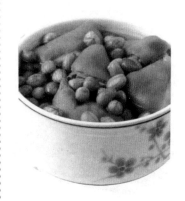

砂锅鱼肉圆

【原料】鲢鱼肉300克，猪肉末50克，鸡腿菇100克，胡萝卜片20克，菜心5棵，葱花、生姜末、料酒、食盐、胡椒粉、食用植物油各适量。

【制法】鱼肉斩成肉茸，加清水、食盐，搅拌至有黏性时，再加清水，放置一会，加入葱花、姜末和猪肉末及料酒、食用植物油拌成茸；挤成核桃大小的丸子，下入沸汤锅内氽熟。菜心从中间剖开；鸡腿菇切长条；分别放入沸水锅中焯水。将鸡腿菇、菜心、胡萝卜片放入砂锅中，加入鱼肉丸及氽鱼肉丸的原汤，烧沸，加料酒、食盐，炖沸，离火，撒上胡椒粉即可。

【用法】佐餐食用。

【功效】提高人体对钙的吸收率。

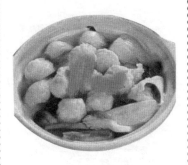

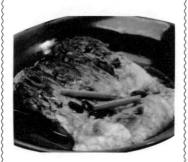

豆豉青鱼

【原料】青鱼900克，黄酒5克，豆豉50克，食盐、葱段、姜片、白糖、干辣椒、醋、香油、鸡汤、花生油各适量。

【制法】取净鱼肉剁成鱼块，加食盐、黄酒、葱段、姜片拌匀腌制。干豆豉温水泡约半小时，放干辣椒粒，旺火蒸1小时。起油锅，将鱼块炸至金黄色捞出沥油；将葱、姜入锅中稍煸，投入鱼块，加鸡汤、白糖、食盐和蒸好的辣椒豆豉汁一起烧；烧沸后，改用小火烧至鱼块软糯，汁浓时，加醋，淋香油，起锅装盘。

【用法】佐餐食用。

【功效】健脾养胃，化湿祛风，养肝益肾。

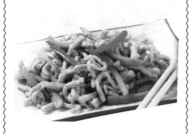

滑熘里脊

【原料】猪里脊肉250克，圆椒1个，鸡蛋清1个，料酒、糖、食盐、葱、蒜片、姜末、淀粉、香油、食用植物油各适量。

【制法】猪里脊肉去掉板筋，切成丝，加入食盐、蛋清、淀粉，上"蛋清浆"；圆椒去籽切丝。下四成热油锅中，滑散炒透，倒入漏勺；小碗中加入食盐、糖、水淀粉，调制成芡汁备用。炒锅烧热，加底油，用葱、姜末、蒜片炝锅，烹料酒，下入椒丝煸炒，再下入肉丝，泼入调好芡汁，翻拌均匀，淋香油。

【用法】佐餐食用。

【功效】补充维生素C。

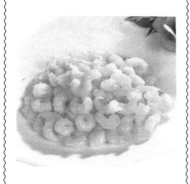

清炒虾仁

【原料】活大河虾600克，鸡蛋1只，姜末、葱白、食盐、料酒、干淀粉、湿淀粉、食用植物油各适量。

【制法】虾去壳，把虾仁洗白取出，沥干水分，加料酒、食盐、蛋清、干淀粉拌和上浆。起油锅，烧热至105℃时，倒入虾仁，并迅速用筷子划散，15秒钟后取出沥油。锅复上火，留底油，下姜末、葱白煸炒，倒入虾仁，烹入料酒，迅速翻炒，倒入清水，加食盐、湿淀粉勾芡，翻炒几下，出锅装盘。

【用法】佐餐食用。

【功效】增强人体免疫力。

炖青鱼

【原料】青鱼肉 400 克，猪五花肉 250 克，料酒、酱油、食盐、肉汤、香菜、辣椒、花生油、大葱段、姜片、香油、醋各适量。

【制法】青鱼肉切块，用少许料酒、酱油、食盐稍腌一下；猪肉切成片；香菜切段。锅内加油烧热，下猪肉片稍炒，再下葱段、姜片，出香味后下料酒、酱油、辣椒、食盐、肉汤、鱼块。先用旺火烧沸，再以小火煮 10 分钟左右，加入香油、醋，撒上香菜即可。

【用法】佐餐食用。

【功效】清补益气，健脾化滞，养肝益肾。

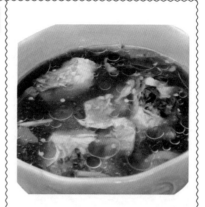

豉汁蒸排骨

【原料】猪排骨 500 克，豆豉 150 克，红豆瓣 15 克，料酒、生抽、香油、冰糖、甜酱、大蒜、大葱、姜、食用植物油、食盐、淀粉各适量。

【制法】排骨洗净，斩成段。豆瓣和豆豉分别剁细，蒜、姜切碎，葱切花。排骨加豆瓣、豆豉、甜酱、姜、蒜、冰糖、料酒、生抽、食盐、姜、淀粉、食用植物油拌匀。将拌匀的排骨装入盘中，铺平，放入蒸锅中，蒸约 30 分钟，出锅后撒上葱，淋上香油即可。

【用法】佐餐食用。

【功效】补充蛋白质、钙、磷、铁等。

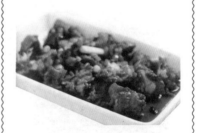

芝士爆江虾

【原料】江虾 250 克，红椒末 20 克，芝士粉 10 克，黄油 20 克，食盐、料酒、白糖、姜末、蒜末、食用植物油各适量。

【制法】将江虾洗净，去须待用。锅上火，放入食用植物油，烧热至 170℃时，倒入江虾爆制，待虾壳膨起壳时捞出沥油。原锅留底油，继续上火，放黄油、姜末、蒜末、红椒末煸香，放入炸好的江虾煸炒，加食盐、料酒、芝士粉翻匀，出锅装盘，点缀即可（食用时连壳）。

【用法】佐餐食用。

【功效】补肾壮阳，通乳抗毒，养血固精。

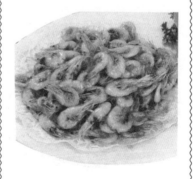

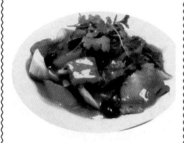

枸杞炖牛肉

【原料】牛腩肉 300 克，胡萝卜 100 克，马铃薯 100 克，洋葱 50 克，枸杞 30 克，姜片、八角、食盐、白糖、酱油、料酒、食用植物油各适量。

【制法】牛腩肉切块，沸水中焯烫，滤出血水。胡萝卜、马铃薯切成滚刀块，洋葱切片。起油锅，放姜片煸香，放牛肉、酱油、八角、料酒和水，大火烧开转小火炖至牛肉 7 成熟，加食盐、白糖，小火炖至牛肉 9 成熟，再投入胡萝卜、马铃薯、枸杞、洋葱炖至牛肉熟透。

【用法】佐餐食用。

【功效】补肝益肾，益精血。

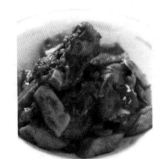

臭豆腐烧排骨

【原料】猪中排 500 克，臭豆腐 150 克，青、红椒各 25 克，油、食盐、蚝油、料酒、酱油、辣酱、豆瓣酱、葱、姜、大蒜、红油、香油、水淀粉、鲜汤各适量。

【制法】排骨剁段；青红椒切滚刀块；姜切片；蒜入六成热油锅内稍炸后备用。起油锅，烧至六成热时下入臭豆腐，炸至外皮酥脆，内部熟透时倒入漏勺沥干。锅内留底油，下入姜片炒香，再放排骨，烹入料酒，反复煸炒至表面呈红黄色，加食盐、蚝油、豆瓣酱、辣酱、鲜汤，用大火烧开撇去浮沫，转小火烧至排骨八成烂，放青、红椒块、臭豆腐、大蒜烧焖入味，大火收浓汤汁，勾芡淋香油、红油，撒葱段。

【用法】佐餐食用。

【功效】补充维生素 B_{12}。

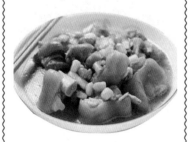

花生炖猪蹄

【原料】猪蹄 500 克，花生米 100 克，料酒、食盐、胡椒粉、姜、肉汤各适量。

【制法】花生米去除杂质并洗净；猪蹄洗净，去毛，斩块。猪蹄放沸水中氽一段时间后捞出。锅中放猪蹄、花生米、料酒、食盐、胡椒粉、姜、肉汤，大火煮沸，小火炖至肉熟烂。

【用法】佐餐食用。

【功效】补充钙、磷等。

羊腩煲

【原料】羊肉（肥瘦）960 克，莲藕 1000 克，腐乳（红）5 克，陈皮 3 克，青蒜 10 克，姜 10 克，植物油、食盐、料酒各适量。

【制法】莲藕刮去皮，洗净斩件；青蒜洗净，切段；姜去皮，切碎。羊腩斩件，入沸水中氽去血水，放冷水中洗净。起油锅，放姜、青蒜头、腐乳和羊腩煸炒，酒入料酒，加入陈皮、莲藕，加清水煮沸，倒入瓦煲内小火煲至羊腩和莲藕熟，加少许食盐调味即可。

【用法】佐餐食用。

【功效】暖中补虚，补中益气，开胃健脾，益肾气。

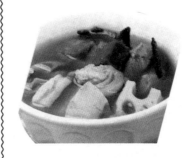

浓香豉油鸡

【原料】光鸡（三黄鸡）1 只，麦芽糖、豉油汁、玫瑰露酒备适量。

【制法】将鸡宰好洗净备用。开锅滚开豉油汁，下各适量玫瑰露酒，把鸡放入，一边煮一边将豉油汁淋在鸡身上，煮约 15 分钟至鸡熟，取出，沥干豉油汁。在鸡皮上均匀地扫上一层麦芽糖，斩件装碟便可。

【用法】佐餐食用。

【功效】滋阴养血，强筋健骨。

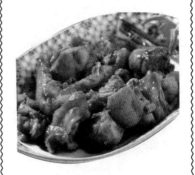

白烩海参

【原料】水发海参 400 克，熟火腿 50 克，鲜蘑菇 50 克，冬笋 50 克，豌豆 30 克，葱、生姜、料酒、食盐、湿淀粉、鲜汤、香油、花生油各适量。

【制法】将海参洗净，切成大片；豌豆洗净，下开水锅中焯至断生；冬笋、鲜蘑菇洗净，均切成大片；葱切花；生姜切末。锅上火，放油，烧热至 150℃，下入姜末煸香，再下入鲜蘑菇片、笋片炒几下，加鲜汤烧开，再下海参片，烧开后撇去浮沫，加料酒、食盐调好味，中火烩 5 分钟，用湿淀粉勾薄芡，淋入香油，撒上豌豆、葱花，出锅装盘即可。

【用法】佐餐食用。

【功效】补钙。

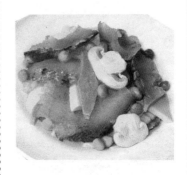

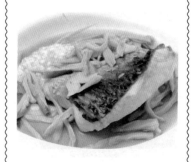

竹笋青鱼

【原料】青鱼肉 500 克，竹笋 80 克，黄酒、葱姜汁、食盐、白糖、酱油、花椒油、香油、植物油各适量。

【制法】青鱼肉切块，用黄酒、葱姜汁、食盐拌腌入味，入热油锅中炸至金黄色，捞出控油；竹笋切丝。起油锅，烹入黄酒，放竹笋丝煸炒。倒入青鱼块，放白糖、酱油翻炒，加少量水略煮。待汤汁浓稠时淋入花椒油、香油。

【用法】佐餐食用。

【功效】养肝益肾，开胃健脾。

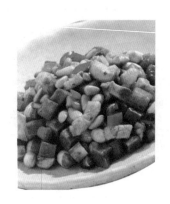

红烧茄子鸡

【原料】茄子 300 克，鸡肉 100 克，鸡汤 150 毫升，鲜蘑菇、香菇、豆腐干各 50 克，青辣椒、红辣椒、松子、花生、葱各 25 克，姜米 20 克，醋、生抽各 15 毫升，料酒 10 毫升，食盐 5 克，糖、食用植物油各适量。

【制法】茄子去皮、鸡肉、鲜蘑菇、香菇、豆腐干、辣椒分别切丁；松子、花生烘香。起油锅，茄子煎成金黄色。爆香葱、姜米，放茄丁、料酒、生抽、食盐、糖、醋、鸡肉丁及鸡汤，中火煮至鸡丁、茄子熟，加鲜蘑菇、香菇、豆腐干、辣椒丁，收汁调味，下松子、花生。

【用法】佐餐食用。

【功效】强筋健骨，散血瘀，消肿止痛。

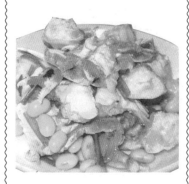

毛豆炒蟹

【原料】活鲜蟹 500 克，净毛豆 35 克，料酒、食盐、胡椒粉、葱段、生姜片、湿淀粉、面粉、鲜汤、食用植物油各适量。

【制法】蟹肚朝上，剁成两半（带腿），切口处蘸面粉，防止蟹黄流出。起油锅，蟹体一面蘸面粉，放油锅内，煎成黄色；把蟹全部放油锅，放毛豆，翻炒，使蟹体全部受热，变成红色时，烹料酒，加调料，烧开后，改用小火烧至蟹肉熟透，用旺火收汁，待汁转浓稠后，用湿淀粉勾芡，使卤汁裹匀蟹体，撒胡椒粉。

【用法】佐餐食用。

【功效】补骨髓，滋肝阴，充胃液，养筋。

何首乌炒鸡肝

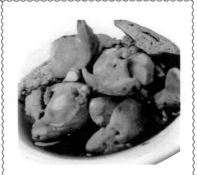

【原料】鸡肝 250 克，何首乌 100 克，植物油、淀粉、酱油、鸡蛋清、食盐、葱花、姜末各适量。

【制法】鸡肝切薄片，加淀粉、酱油、食盐、蛋清，抓匀上浆。何首乌研成粉。起油锅烧至六成热，下入姜末爆香，放入鸡肝炒散，加入首乌粉、食盐调味，炒熟后撒葱花即可。

【用法】佐餐食用。

【功效】补肝益肾，壮骨明目。

祁红子鸡

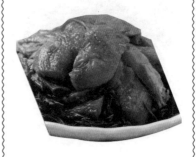

【原料】鸡 1000 克，红茶、姜 15 克，葱 20 克，糖 50 克，香油 10 毫升，食盐 20 克，江米酒、食用植物油各 25 毫升，大料、甘草、胡椒粉各适量。

【制法】光嫩鸡去脚，抹干水分；大料、甘草、姜葱、食盐、糖、玫瑰酒、香油拌匀抹在鸡身上，剩余的塞鸡腹内，盛在盆里。将鸡上笼蒸 30 分钟，原汤滤净；将酒酿抹在鸡身上；糖、红茶加水拌匀，分两份。烧热锅，取一部分糖、茶叶，放锅内，放上铁架，鸡放在架上，加盖密封，烟熏约 10 分钟；再揭盖将鸡翻身，将另一部分糖、茶叶撒入，盖好再熏 5 分钟。视鸡呈红色时取出，斩成件扣在碗内。

【用法】佐餐食用。

【功效】壮骨补钙，养胃。

温拌海参

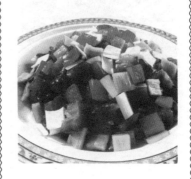

【原料】活刺参 350 克，青、红辣椒 35 克，大葱 40 克，食盐、白糖、香醋、花椒油、胡椒粉、香油各适量。

【制法】将活刺参剖开腹部，除去肠腑，加食盐揉搓后，洗净黏液，切成丁，沸水汆熟；青、红辣椒洗净，切成丁，放入开水锅中略汆，捞入凉水中浸凉；大葱洗净，切成小方片。将海参丁、青、红辣椒丁、大葱片，食盐，香醋，白糖，花椒油，胡椒粉，香油一起拌匀，装盘。

【用法】佐餐食用。

【功效】补钙。

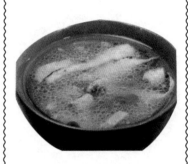

淮芪鸭煲

【原料】鸭肉 650 克，淮山药 10 克，北黄芪 8 克，枸杞子 10 克，杏仁 15 克，姜片、食盐各适量。

【制法】鸭肉剁块，入沸水中汆去血水；将鸭块及杏仁、淮山药、北黄芪和姜片放入砂煲内，加水烧沸，撇去浮沫后，再放入枸杞子，盖好盖儿，用小火煲 2 小时左右。鸭块熟时，调味。

【用法】佐餐食用。

【功效】补肝益肾，滋养肺胃，健脾利水。

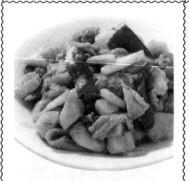

菠萝鸡丁

【原料】鸡腿肉 300 克，菠萝 200 克，柿子椒 1 个，酱油、料酒、水淀粉、糖、葱段、姜片各适量。

【制法】鸡腿肉拍松，切丁后用酱油、料酒、水淀粉、糖料腌制。热锅放油，将鸡肉过油后捞出。留底油，炒葱姜，放入菠萝块、青椒，后将鸡丁倒入翻炒，淋上用酱油、料酒、水淀粉、糖做的酱汁。

【用法】佐餐食用。

【功效】补蛋白质。

两吃大虾

【原料】对虾 30 只，苦瓜 100 克，土豆松 50 克，生姜丝、姜末、葱白、鱼子酱、卡夫奇妙酱、料酒、食盐、胡椒粉、淀粉、脆皮糊粉、鲜汤、食用植物油各适量。

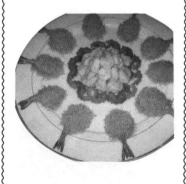

【制法】10 只虾去头剥皮留尾，成"凤尾虾"，下段腹中片开，脊连着，两面剞上"十"字花刀，加食盐、料酒、胡椒粉腌渍；苦瓜切片，焯熟，用调料拌匀，装在盘子中央。虾去壳取仁，加料酒、食盐、淀粉拌和上浆；脆皮糊粉加水调糊。起油锅，将凤尾虾逐只挂脆皮糊下油锅炸至外脆内熟，蘸卡夫奇妙酱滚土豆松，均匀放盘边，尾部向外。起油锅，放虾仁滑油至八成熟，捞出沥油；锅复上火，留底油，下姜末、葱白爆香，倒入虾仁，烹入料酒迅速翻炒，倒入鲜汤，加食盐、湿淀粉勾芡，颠炒，盛在盘中心的苦瓜上，用生姜丝、鱼子酱点缀。

【用法】佐餐食用。

【功效】补钙。

何首乌当归乌骨鸡

【原料】净乌骨鸡 250 克,何首乌 15 克,当归、枸杞子各 10 克,食盐少许。

【制法】乌骨鸡洗净切块;枸杞子、何首乌、当归洗净。将大砂锅置旺火上,加足清水,下鸡块煮沸,打去泡沫。将何首乌、当归、枸杞子投入锅内,转小火炖至肉熟烂,放入食盐调味即可。

【用法】佐餐食用。

【功效】补肝肾,滋阴血。

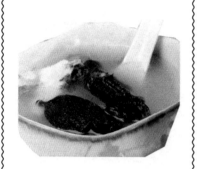

南乳鸡翅

【原料】鸡翅 8 只,南乳、南乳汁、面粉、酱油、蒜蓉、食盐、糖、食用植物油备适量。

【制法】将鸡翅洗净,沥干水分;以南乳、南乳汁、酱油、蒜蓉、食盐、糖拌匀成调味汁,将鸡翅腌制备用。开蒸锅,将鸡翅蒸熟。把鸡翅蘸上面粉,开锅下油,炸至金黄便可。

【用法】佐餐食用。

【功效】壮骨补钙。

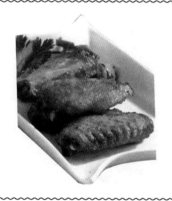

木耳炒鱼片

【原料】鲜草鱼肉 250 克,水发黑木耳 50 克,黄瓜 50 克,葱花、生姜末、料酒、食盐、胡椒粉、湿淀粉、鲜汤、食用植物油各适量。

【制法】将草鱼肉洗净,切成薄片,放碗内,用料酒、食盐、湿淀粉拌和上浆;木耳去杂质,洗净,撕成小片;黄瓜洗净,去皮、瓤,切菱形片待用。炒锅上火,放油,烧热至 105℃,下鱼片滑油至八成熟,捞出沥油。锅复上火,留底油,烧热,下葱花、生姜末煸香,加黑木耳、黄瓜片、料酒、鲜汤烧沸,用湿淀粉勾芡,倒入鱼片颠翻几下,淋油,起锅装盘,撒上胡椒粉即可。

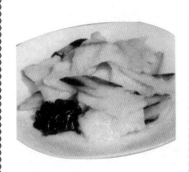

【用法】佐餐食用。

【功效】和血养荣,补钙壮骨。

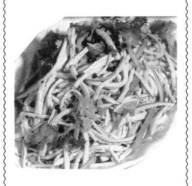

豆干拌芹菜

【原料】芹菜 175 克，香豆腐干 75 克，熟黑芝麻 15 克，白糖、酱油、香油、食盐各适量。

【制法】将芹菜洗净，切成 4 厘米长的段，用沸水烫透，沥干水分，晾凉备用。将香豆腐干切成细丝，用沸水烫透，沥干水分，晾凉，与芹菜放入碗内，加入酱油、香油、食盐调拌均匀，撒上黑芝麻即可。

【用法】佐餐食用。

【功效】补钙。

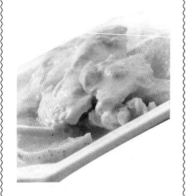

柠檬鸡脯

【原料】鸡脯肉 500 克，柠檬 1 个，食盐、糖、辣酱油、鸡蛋、二汤、食用植物油各适量。

【制法】先将鸡脯洗净切件，用食盐、柠檬汁、酱油调味腌 15 分钟左右。然后把每件鸡脯均匀地蘸上鸡蛋。开锅下油，用中火将鸡脯煎熟，至两面呈金黄色；用适量的二汤、柠檬汁、吉士粉调味勾茨，淋在煎熟的鸡脯上，上碟便可。

【用法】佐餐食用。

【功效】化痰止咳，生津，健脾。

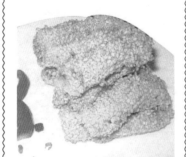

芝麻鱼条

【原料】草鱼肉 250 克，芝麻 50 克，鸡蛋 1 只，葱段、生姜片、料酒、食盐、淀粉、胡椒粉、食用植物油各适量。

【制法】将鱼肉洗净，切成长条，放入碗内，加食盐、料酒、葱段、生姜片、胡椒粉腌渍 15 分钟，拣去葱段、生姜片，加鸡蛋、淀粉拌匀。炒锅上火，放油，烧热至 150℃，将鱼条逐一粘上芝麻投入油锅中，炸至鱼条呈微黄色并浮出时，捞出装盘，点缀即可。

【用法】佐餐食用。

【功效】补充钙、磷和维生素 D，健身壮骨。

黄瓜拌粉皮

【原料】黄瓜 200 克，绿豆粉皮 100 克，猪瘦肉 50 克，酱油、料酒、香油、香醋、蒜泥、胡椒粉、食用植物油各适量。

【制法】猪肉切细丝；起油锅，下肉丝煸炒，变色，烹料酒，加酱油，中火炒至汁浓时出勺。黄瓜切丝；粉皮卷卷切片；将煸炒的肉丝、黄瓜丝、粉皮码在盘内；香油、酱油、香醋、蒜泥装入碗内调匀，浇上。

【用法】佐餐食用。

【功效】清热解毒，消暑利尿，补钙。

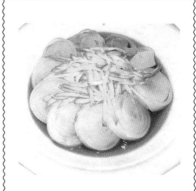

椰汁烩鸡

【原料】光鸡 1 只，洋葱 1 个，蘑菇 50 克，蒜头、鸡汤、椰奶、椰丝、食盐、糖、食用植物油各适量。

【制法】光鸡斩大件。蘑菇切粒。洋葱去皮切大片。开锅下油，将蒜头爆香后捞起，下鸡块煎香至鸡肉呈金黄色。然后放入洋葱片和蘑菇粒炒香，加入适量鸡汤和椰奶煮开，焖至鸡块全熟，调味，上碟时撒上烘香的椰丝便可。

【用法】佐餐食用。

【功效】补充人体必需氨基酸。

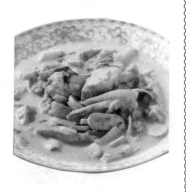

泡椒鲢鱼片

【原料】鲢鱼 1 尾，泡青酸菜 50 克，泡红辣椒 50 克，鸡蛋清 1 只，生姜片、蒜瓣、葱花、料酒、食盐、鲜汤、湿淀粉、食用植物油各适量。

【制法】取两片鲢鱼肉，鱼头劈开，鱼骨剁块；泡青酸菜切段。起油锅，下花椒、生姜片、蒜瓣煸出香味，倒泡青酸菜煸炒出味，加鲜汤烧沸，下鱼头、鱼骨，大火熬煮，撇浮沫，滴料酒去腥，加食盐、胡椒粉调味。将鱼肉斜刀片成连刀鱼片，加食盐、料酒、鸡蛋清拌匀，使鱼片均匀裹上一层蛋浆。锅内汤汁熬出味后，把鱼片抖散入锅；另油锅，泡椒末炒出味后，倒入汤锅内煮 1~2 分钟。待鱼片断生至熟。

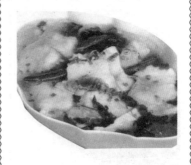

【用法】佐餐食用。

【功效】健脾补气，温中暖胃。

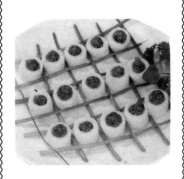

鱼鳞酿豆腐

【原料】日式豆腐3支，鲜鱼鳞100克，肉末150克，生姜、葱末、豆瓣酱、酱油、料酒、食盐、白糖、淀粉、食用植物油各适量。

【制法】日式豆腐改刀长段，中间挖洞。起油锅，下生姜、葱末煸香，下豆瓣酱，煸出红油，下鱼鳞、肉末炒至酥香入味，调味装盘。将冷却的鱼鳞、肉末上砧板略斩，酿入日式豆腐中；装盘后上笼蒸10分钟取出。锅上火，放鲜汤，调味后用湿淀粉勾芡，浇在鱼鳞豆腐上。

【用法】佐餐食用。

【功效】强筋壮骨、软化血管。

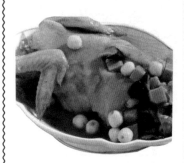

莲香脱骨鸡

【原料】母鸡1250克，莲子150克，火腿、鲜香菇各25克，食用植物油20毫升，小葱10克，料酒10毫升，淀粉8克，姜、食盐各适量。

【制法】母鸡整鸡出骨。莲子去芯，取50克蒸酥；熟火腿、香菇切丁。剩余莲子与香菇丁、熟火腿丁、食盐拌匀填入鸡腹内，入口处用线缝合，鸡颈皮打结，煮3分钟。鸡背朝上置品锅中，加姜块、葱结和料酒，用大火蒸2小时，拆去缝合线，鸡腹向上放盘中。炒锅置中火上，倒原汁，加食盐、料酒，放蒸酥莲子；待煮沸，用水淀粉勾薄芡，淋熟食油，浇鸡身。

【用法】佐餐食用。

【功效】补中益气，养心益肾，镇静安神，健脾养胃。

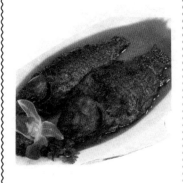

酥鲫鱼

【原料】河鲫鱼2条（500克），清水、姜片、葱段、香叶、桂皮、八角、生抽酱油、香醋、白糖、花雕酒、食盐、红辣椒酱、香油、食用植物油各适量。

【制法】河鲫鱼用姜片、葱段、花雕酒、食盐腌制。将葱段、姜片、桂皮、八角、香叶、红辣椒酱炝锅，加清水、生抽酱油、白糖、香醋调成汁汤，稍带酸味。起油锅，放腌鲫鱼，炸酥倒卤汁，浸渍入味，改刀装盘，抹上香油。

【用法】佐餐食用。

【功效】补充钙、磷及维生素D。

白菜烧粉丝

【原料】白菜 750 克，绿豆粉丝 150 克，食盐、料酒、生姜、葱、鲜汤、食用植物油各适量。

【制法】大白菜顺丝切条，再切段；粉丝下开水浸泡，捞出。起油锅，放入葱、生姜末炒出香味，倒入鲜汤，放入水发粉丝烧开，再放入部分食盐、料酒等调料，尝好口味，离火。另起油锅，烧热，下入白菜煸炒熟透，放入调料，速将炒好的粉丝倒入拌匀，烧沸，淋油。

【用法】佐餐食用。

【功效】补钙。

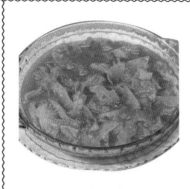

徽州蒸鸡

【原料】肥母鸡约 1000 克，板栗 200 克，酱油、料酒、鸡汤、冰糖各适量。

【制法】鸡从脊背剖开，取肠脏。板栗煮熟剥皮。鸡肋骨用刀尖扎几下（不扎破皮），鸡大腿内侧，顺鸡形用刀划一下。鸡放滚水中灼至鸡皮绷紧，浮沫漂起，捞出滤水，涂抹一层酱油，下油锅炸至鸡皮呈金红色捞出滤油。鸡脯向下放在碗里，摆上板栗肉，撒食盐、冰糖、料酒、葱（打结）、姜（拍松），放锅内用大火蒸至鸡肉熟烂时取出，拣去葱、姜，反扣碟中。

【用法】佐餐食用。

【功效】壮骨补钙。

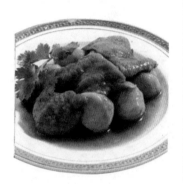

虾仁煎蛋

【原料】青虾仁 300 克，鸡蛋 300 克，熟火腿末 30 克，葱花、料酒、食盐、醋、鸡清汤、湿淀粉、食用植物油各适量。

【制法】鸡蛋加食盐、料酒、醋、湿淀粉与鸡清汤搅匀成浆；虾仁加料酒、食盐、湿淀粉拌和上浆。起油锅，倒虾仁划油至色变时，捞出沥油。起油锅，下蛋浆，用手勺贴锅底推动，待鸡蛋半凝固呈圆饼状时，铺虾仁于蛋面，放葱花，虾仁按于蛋饼表面，同时旋动锅中蛋饼，锅壁四周淋少许油，大翻锅将虾仁向下略煎，再大翻锅将虾仁向上，加盖移至微火慢煎至鸡蛋饼涨大，出锅滑盘中，撒火腿末。

【用法】佐餐食用。

【功效】补充钙、磷、维生素 D。

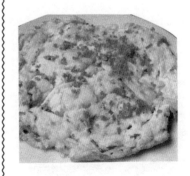

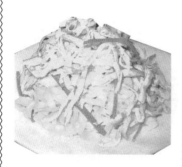

蛋丝拌卷心菜

【原料】卷心菜 200 克，鸡蛋 3 只，嫩黄瓜 100 克，食盐、白糖、香油、食用植物油各适量。

【制法】卷心菜氽烫，切细丝，撒食盐拌。黄瓜切细丝，撒在卷心菜上，加白糖、香油。鸡蛋加食盐，打散。起油锅，倒 1/3 蛋液，摊成厚薄均匀蛋皮 3 张。蛋皮切丝，撒在上面。

【用法】佐餐食用。

【功效】补髓，利关节，壮筋骨，利五脏，调六腑，清热，止痛。

生蒸太极鸡

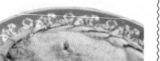

【原料】鸡肉 300 克，火腿 50 克，鸭蛋 120 克，冬笋 75 克，青豆 30 克，香菇（鲜）25 克，食用植物油 50 毫升，淀粉 25 克，酱油 15 毫升，香油 10 毫升，糖 6 克，胡椒粉适量。

【制法】火腿切末；鸡肉、香菇、冬笋切粗丝，加糖、料酒、酱油、胡椒粉、水淀粉拌匀；鸭蛋取清（蛋黄留用）打散，将材料搅茸。小圆碟 10 个，用熟食用植物油抹匀；拌好的茸料分别装满碟面抹平；鸭蛋黄煮熟，捣末，分别装碟内茸料的右半边上，理成"S"形；另一侧装火腿末。大火蒸 10 分钟，待凉后离碟装盘成太极鸡；炒锅置大火，水煮沸，加酱油，勾薄芡，浇太极鸡上，撒胡椒粉，淋香油。

【用法】佐餐食用。

【功效】补蛋白质。

青豆鱼米

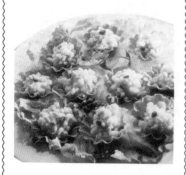

【原料】草鱼肉 200 克，青豆 100 克，玉米粒 50 克，松仁 50 克，红辣椒 15 克，葱、料酒、食盐、白糖、湿淀粉、香油、食用植物油各适量。

【制法】鱼肉切粒加食盐、料酒、湿淀粉拌和上浆；红辣椒切小丁；香葱切末；青豆、玉米粒分别入沸水中至八成熟。起油锅，倒鱼肉粒滑油至八成熟；将松仁入锅炸至淡黄色，捞出。再起油锅，葱末煸香，再放青豆、红椒粒、玉米粒，煸炒至熟，调味，用湿淀粉勾芡，倒鱼肉粒翻匀，淋香油，撒松仁，生菜叶装饰。

【用法】佐餐食用。

【功效】补蛋白质。

虾米炒茼蒿

【原料】茼蒿茎 500 克，虾米 20 克，料酒、食盐、食用植物油各适量。

【制法】将茼蒿茎洗净，切成段，控去水分；虾米放在碗里，加入料酒、葱、生姜，置蒸笼上蒸至酥软，出笼备用。锅上火，放油，烧热，将虾米和茼蒿茎同时入锅，迅速煸炒，烹料酒，待茼蒿茎快炒熟时，加入食盐，翻炒均匀，出锅装盘，点缀即可。

【用法】佐餐食用。

【功效】增强骨骼，防止贫血、骨质疏松及骨折。

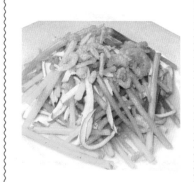

奶香大虾

【原料】大虾 12 只，牛奶 150 克，白酒、鸡汤、面粉、黄油、食盐、胡椒粉各适量。

【制法】将大虾洗净，从背部划开，去掉虾肠，放入煎盘，加白酒，盖好盖，用小火煨烧至成熟。用黄油将面粉炒出香味，加牛奶、鸡汤调成白汁，加入食盐、胡椒粉调好味，下入黄油调浓，制成沙司。将大虾取出，放入盘内，浇上制好的沙司，点缀即可。

【用法】佐餐食用。

【功效】补充维生素 D、钙、磷。

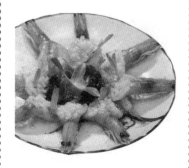

麻酱拌豆角

【原料】芸豆角 500 克，黄喉 100 克，麻酱 100克，鲜姜丝、食盐、香醋、酱油、胡椒粉、香油各适量。

【制法】将豆角撕去边筋，洗净，斜切成丝；黄喉洗净，切成丝。将切好的豆角丝、黄喉丝，分别放入沸水锅内焯熟，捞出沥水，晾凉，放入盘内。将麻酱加入食盐、香油解开，浇在黄喉丝、豆角丝上，再加入姜丝、香醋、酱油、胡椒粉，调拌均匀，装盘点缀即可。

【用法】佐餐食用。

【功效】健脾胃，增进食欲，补钙。

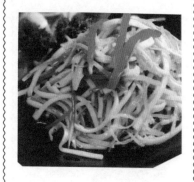

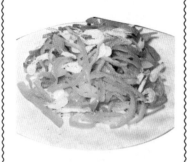

虾皮拌青椒

【原料】虾皮60克，青椒150克，食盐、酱油、香油各适量。

【制法】将青椒去蒂、去籽，洗净，切成细丝，放入沸水中焯熟，捞出；虾皮洗净。将青椒丝、虾皮同放盘中，加入食盐、酱油、香油拌匀，装盘点缀即可。

【用法】佐餐食用。

【功效】补充钙、磷、铁、维生素C、维生素K。

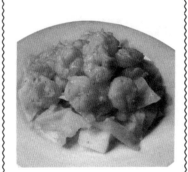

甘蓝虾仁

【原料】虾仁300克，甘蓝菜叶150克，蛋清10克，鲜汤、料酒、食盐、白糖、淀粉、生姜、葱、胡椒粉、香油、食用植物油各适量。

【制法】将虾仁洗净，放碗内，加料酒、食盐、淀粉拌和上浆；甘蓝洗净，切成条，放入沸水烫一下，捞出。锅上火，放油烧热至105℃，放入虾仁滑油至八成熟，捞出沥油；锅复上火，放油，烧热，倒入甘蓝条迅速翻炒，用调味料调好口味，起锅装盆。锅再上火，放油，烧热，放生姜、葱煸香，加入料酒、食盐、白糖、鲜汤烧沸，用湿淀粉勾芡，倒入虾仁翻均匀，淋香油、胡椒粉，装入甘蓝盘中即可。

【用法】佐餐食用。

【功效】补髓，利关节，壮筋骨，利五脏，调六腑，清热止痛。

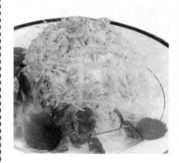

虾皮拌洋白菜

【原料】洋白菜250克，虾皮10克，食盐、生抽酱油、白糖、香油各适量。

【制法】将洋白菜去老叶，洗净，切成长3厘米，宽1.5厘米的块，投入开水中焯至断生，用冷水投凉，控干水分；虾皮用温水发透。把洋白菜放入盘内，放入虾皮、生抽酱油、食盐、白糖、香油拌匀，装盘点缀即可。

【用法】佐餐食用。

【功效】补肾壮阳，理气开胃。

金腿鲫鱼

【原料】鲫鱼 1 条，火腿片、香菇各 10 克，油菜 50 克，料酒 10 毫升，水淀粉 8 克，食盐、葱段、姜片各适量。

【制法】将油菜洗净，用开水焯一下捞出沥干待用。将鲫鱼去内脏，洗净，加食盐、料酒腌制，摆大火腿片、葱段、姜片、香菇放到锅中蒸熟。将蒸好的鱼倒入锅中，加入水、油菜，开锅后淋入水淀粉，待汁浓时即可。

【用法】佐餐食用。

【功效】催乳，补虚，开胃。

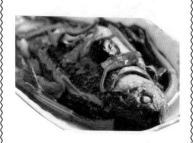

苋菜猪骨

【原料】猪髈骨 1000 克，红苋菜 250 克，葱、生姜、料酒、食盐各适量。

【制法】将猪髈骨捶破，加清水、葱、生姜，大火煮沸后，撇去浮沫，加入料酒，小火炖 2 小时，汤浓骨烂。苋菜洗净，加入骨汤中，加食盐，调好口味，起锅装碗即可。

【用法】佐餐食用。

【功效】补钙壮骨。

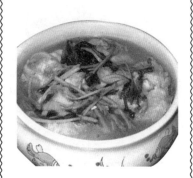

清蒸黄花鱼

【原料】黄花鱼 500 克，食盐、姜、葱各 5 克，料酒 8 毫升，生抽 5 毫升，油 20 毫升。

【制法】黄花鱼洗净，在鱼脊背两侧剞斜十字刀纹。锅内倒油烧热，将鱼放入，两面略煎后，加料酒、葱结、姜片和清水，煮沸。撇去浮沫，加盖，移至小火上煮到汤色乳白时，再移至大火上，加食盐、火腿片、笋片、香菇，烧 2 分钟后离火，将火腿片、香菇放在鱼身上即成。

【用法】佐餐食用。

【功效】壮骨补钙。

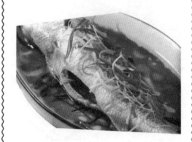

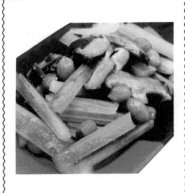

花生米拌芹菜

【原料】花生米（生）100 克，芹菜 300 克，香菇 30 克，酱油、食盐、白糖、醋、豆瓣酱、花椒粉、菜子油各适量。

【制法】香菇切片。芹菜切段，焯一下捞出，过凉，沥干。置锅于火上，放菜子油，放香菇、芹菜翻炒，放花生米和酱油、食盐、白糖、醋、豆瓣酱、花椒粉，加清水煮熟，收汁。

【用法】佐餐食用。

【功效】平肝降压，养血补虚，利尿消肿。

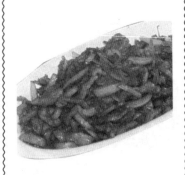

葱爆羊肉

【原料】瘦羊肉 200 克，洋葱 150 克，泡辣椒、生姜、葱、料酒、酱油、食盐、花椒粉、胡椒粉、湿淀粉各适量。

【制法】羊肉去筋膜切丝，加胡椒粉、花椒粉、料酒、湿淀粉拌匀；生姜、葱、泡辣椒、洋葱切丝。将酱油、湿淀粉、食盐兑成调味汁。起油锅，加羊肉丝炒变色时，加泡椒丝、姜丝、洋葱丝炒至洋葱熟，烹入调味汁炒匀起锅装盘。

【用法】佐餐食用。

【功效】补气养血，温中暖肾。

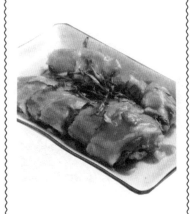

太爷鸡

【原料】童子鸡 1250 克，茶叶 100 克，糖 50 克，食用植物油 50 毫升，香油适量。

【制法】童子鸡宰杀，放入微沸的卤水盆中，用小火浸煮。浸煮时用铁钩（夹）将鸡每 5 分钟提出一次，倒出鸡腔内卤水，以保持鸡腔内外温度一致，约煮 15 分钟至熟，用碟子将鸡盛起。用中火烧热炒锅，下油烧至微沸，下茶叶（水仙茶叶）炒至有香味，然后均匀地撒入红糖，边撒边炒茶叶。待炒至冒烟时，迅速将竹算子放入（距离茶叶约 7 厘米），并马上将鸡放在竹算子上，加锅盖端离火口，熏 5 分钟后把鸡盛起。将煮过鸡的卤水 75 毫升、上汤 15 毫升、香油调成料汁；把鸡切块，淋料汁。

【用法】佐餐食用。

【功效】补充蛋白质。

腐竹炝菜花

【原料】腐竹 200 克，菜花 150 克，猪肉 50 克，料酒、食盐、湿淀粉、花椒油各适量。

【制法】将腐竹用开水浸泡，切成块；菜花洗净，掰成小朵，投入沸水中焯透，捞出沥水。将猪肉洗净，批成大片，剞上深而不透的花刀，再切成丁，放入碗内，加料酒、食盐、湿淀粉拌和上浆，投入沸水中余透，捞出沥水。将熟腐竹、菜花、肉丁装入盘内，加入食盐拌匀，然后浇上现炸的热花椒油，拌匀，装盘点缀即可。

【用法】佐餐食用。

【功效】补充蛋白质、钙、维生素 A。

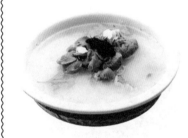

当归炖羊肉

【原料】枸杞子 15 克，杜仲 12 克，巴戟 10 克，当归 12 克，羊肉 100 克，调料适量。

【制法】羊肉洗净切片后放入砂锅内，再将枸杞等药洗净装入纱布袋内；放入砂锅，加清水、生姜（拍破）、黄酒、食盐，先用大火烧开，撇除浮沫，改用小火炖至羊肉烂熟即可。

【用法】佐餐食用。

【功效】补肾阳，强筋骨。

叫花子鸡

【原料】嫩母鸡 700 克，瘦猪肉丁 100 克，猪网油 400 克，玻璃纸 1 张，虾仁 50 克，熟油 50 毫升，水发香菇丁、熟火腿丁各 25 克，酒坛泥 3000 克，酱油 500 毫升。葱、姜、大料、丁香粒、糖适量。

【制法】酱油，料酒，食盐将鸡腌 1 小时，丁香粒、大料粒研成末擦抹鸡身。葱花、姜末、大料煸炒，加虾仁、猪肉丁、火腿丁颠炒，烹入料酒、酱油、糖炒成馅料，填入鸡腹，猪网油紧包鸡身，荷叶包后再用玻璃纸，外面再包一层荷叶，用细麻绳扎成圆形。酒坛泥碾成粉，加清水拌和将泥裹在鸡上约五分厚，再用包装纸包裹放入烤箱。熟时取出，敲掉泥去荷叶，淋上香油即可。

【用法】佐餐食用。

【功效】养胃生津，益肾壮阳，固骨髓，健足力，愈创口。

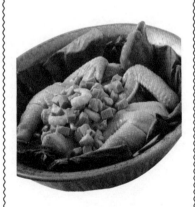

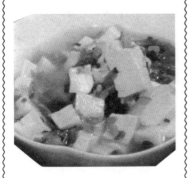

雪菜豆腐

【原料】豆腐 2 块，腌雪里蕻 100 克，淀粉、葱、生姜、肉汤、豆油各适量。

【制法】将豆腐切成小丁，用开水烫一下；雪里蕻洗净，切成碎末；葱切花；姜切末。锅内加入豆油，烧热后用葱花、姜末炝锅，随后放入雪里蕻煸炒，加入肉汤，放入豆腐丁，小火煨 4～5 分钟，用湿淀粉勾芡，加点明油，撒葱花，出锅即可。

【用法】佐餐食用。

【功效】解毒消肿，开胃消食，温中利气，补钙。

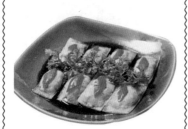

玉枕白菜

【原料】白菜梗 200 克，鱼肚（腌好）30 克，红椒、食用植物油、生抽各适量。

【制法】将白菜梗洗净，切大块，酿入鱼肚；红椒切菱形片，摆在鱼肚上面，然后入碟。蒸锅放水煮沸，放入鱼肚白菜碟，用大火蒸 10 分钟拿出。烧热食用植物油，淋在鱼肚白菜上，再加入生抽即可。

【用法】佐餐食用。

【功效】补充维生素 C 和锌。

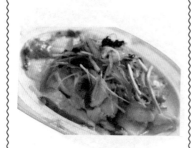

五彩鱼片

【原料】草鱼 1 条，红辣椒 1 个，大葱、姜、香菜各 5 克，紫菜 10 克，酱油、料酒各 10 毫升，食盐各适量。

【制法】草鱼去骨取肉，带皮切成大片，加大葱、姜、料酒、食盐，腌制入味。红辣椒、大葱、香菜、姜、紫菜切成丝，拌匀。锅内加入水，水开后放入腌好的鱼片，煮至断生，取出放入盘中，淋上酱油，上面放上拌好的红辣椒、大葱、香菜、姜、紫菜丝。用炒锅烧热油，浇在红辣椒、大葱、香菜、姜、紫菜丝上即可。

【用法】佐餐食用。

【功效】壮骨补钙，开胃。

苁蓉虾球

【原料】虾仁 250 克，肉苁蓉 10 克，鸡蛋 2 个，面粉 150 克，调料适量。

【制法】肉苁蓉用少许水煮 20 分钟，去渣取汁；鸡蛋打入碗内搅匀，与肉苁蓉汁、面粉、生姜汁、葱花、食盐、发酵粉搅成蛋粉糊；虾仁加黄酒、食盐略渍，拌入蛋粉糊中；锅置火上加橄榄油，烧至四成熟时，用汤匙将虾仁糊下锅内炸至金黄色即成。

【用法】佐餐食用。

【功效】补肾阳，补钙壮骨。

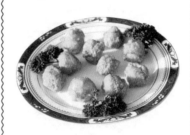

脆皮鸡

【原料】鸡 1000 克，虾仁 15 克，淀粉 13 克，大蒜、小葱各 15 克，辣椒 10 克，糖 30 克，醋 30 毫升，食用植物油 100 毫升。

【制法】鸡宰净，小火煮六成熟；糖熬糖浆；铁钩钩住鸡双眼，手勺将糖浆淋在鸡身上，晾约 2~3 小时。剁掉鸡头；大火油炸五成熟，放鸡头炸至金黄色，即倒虾片同炸，虾片浮起，鸡头呈大红色。鸡胸朝上放笊篱内，沸油从鸡腹开口处淋入鸡腔内，连淋 3 次。起油锅待四成热，用笊篱托着鸡，边炸，边摆动，边淋油，直炸至鸡皮呈大红色，切块，碟上砌成鸡原形，放蒜、葱、辣椒末、糖醋，用水淀粉调稀勾芡，盛在两小碟中；鸡炸好后；鸡的四周放上虾片。

【用法】佐餐食用。

【功效】补蛋白质。

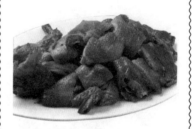

腐乳鸡

【原料】鸡 1000 克，腐乳（红）75 克，大葱 15 克，食用植物油 40 毫升，米酒 20 毫升，姜 15 克，淀粉 8 克，冰糖、食盐各适量。

【制法】鸡宰净，剁长 5 厘米、宽 2 厘米的块，加红腐乳汁、江米酒、盐拌匀。姜拍松，和葱同放入粗碗中，把鸡整齐地摆入，头、脚和翅等在上。上面放碎冰糖和熟油，上面再盖一个大盘，大火蒸八成熟烂时取出，复扣在盘内。将蒸鸡原汁滗在勺中，用大火烧开，再用水淀粉调稀勾薄芡，淋入熟食用油，浇在鸡上。

【用法】佐餐食用。

【功效】强筋壮骨。

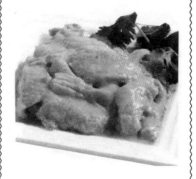

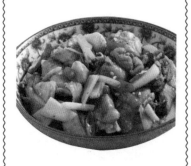

干煸鸡

【原料】鸡600克，红辣椒50克，葱、姜、大蒜、食用植物油、食盐、糖、花椒、大料各适量。

【制法】鸡斩块；葱切段；姜切片；红辣椒切圈。起油锅七成热时放鸡块，翻炒至上色均匀。大火炒至鸡块脱水发干时清出余油，留适量底油，调中小火，放入蒜和姜片翻炒至香，放入葱段、大料、花椒、辣椒继续翻炒，炒至入味时放入适量的食盐、糖，翻炒均匀后出锅。

【用法】佐餐食用。

【功效】补充维生素C。

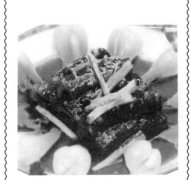

海参烧鳝筒

【原料】水发海参800克，活鳝鱼800克，菜心10棵，料酒、食盐、酱油、大葱、生姜、胡椒粉、鸡汤、湿淀粉、花生油各适量。

【制法】鳝鱼剔脊骨取肉，改刀成鳝筒形，下开水锅中氽烫，沥干；葱切段；姜切片，拍松。海参斜刀片成长片，入开水锅氽烫，再放入鸡汤中吊制2~3次。起油锅，下入鳝鱼片炸一下，倒入漏勺内，沥去油；锅复上火，放油，烧热至150℃，下葱段、姜片。煸出香味，下鳝鱼煸炒，加料酒、酱油、食盐、白糖、胡椒粉、鸡汤，小火煮烂，下入海参、菜心略烧，用湿淀粉勾芡，起锅装盘，撒上胡椒粉。

【用法】佐餐食用。

【功效】补钙。

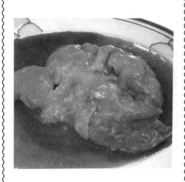

红扒猪蹄

【原料】鲜猪蹄4只，葱、生姜片、料酒、酱油、红糖、冰糖、食盐、花椒、陈皮、八角、桂皮、香叶、食用植物油各适量。

【制法】猪蹄开水煮3分钟，捞入凉水。锅中放清水，加花椒、陈皮、八角、桂皮、香叶烧开，放猪蹄，小火焖至熟烂，在保持猪蹄的完整的前提下拆骨。起油锅烧至七成热时将葱、姜煸香，下猪蹄，加料酒、酱油、红糖、冰糖、食盐烧开，收汁，将猪蹄托出，码于盘内，再将余汁收浓至红亮浇在盘中的猪蹄上面。

【用法】佐餐食用。

【功效】补钙壮骨。

腊味蒸滑鸡

【原料】腊肠 100 克，腊肉 300 克，土鸡 300 克，香菇、姜片、蒜片各 15 克，食盐、酱油各适量。

【制法】将腊肠、腊肉切片后用滚水略烫，备用。将鸡肉斩件备用。将鸡肉放入锅内，加上食盐、酱油，再放上香菇片、姜片、蒜片及腊肉，上锅蒸约 20 分钟至鸡肉熟透即可。

【用法】佐餐食用。

【功效】益智安神，健脾胃。

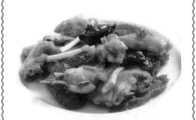

浓香鸡块

【原料】母鸡 1000 克，香菇（干）12 克，料酒 100 克，姜 20 克，酱油 20 毫升，香油 15 毫升，糖、小葱、大蒜各 10 克，胡椒粉各适量。

【制法】母鸡宰净、剔去腿骨和翅骨，斩去头、爪、颈，剁成 4 厘米长的块。鸡块放沸水锅内余烫，转入清水，沥干。鸡块放炒锅内，加料酒、酱油、糖和清水 300 毫升，大火上烧至鸡皮呈淡黄色时，炒锅端离火口。备小砂锅一只，锅底垫上姜片，排成梅花形，放葱白，将鸡块排摆于葱姜上面，盖上水发香菇及蒜瓣。然后，把炒锅内的余汁加上料酒、糖、香油、胡椒粉，一并浇在鸡块上。再盖上平盘一只，盖上砂锅盖，用调湿的面粉密封锅盖四周的缝隙，放在小火上炖 1 小时。再端离火口启封，揭去锅内平盘即成。

【用法】佐餐食用。

【功效】强筋壮骨。

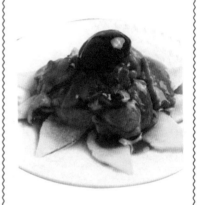

绍兴鸡

【原料】嫩母鸡 2000 克，葱结 1 只，姜末 5 克，香油 10 毫升，食盐、糖各适量。

【制法】将鸡在沸水中烫匀取出。在原锅内稍加冷水，将鸡放入锅内加盖，煮沸后煮 20 分钟，取出在冷开水中浸冷，捞出滤去水，在外皮擦上一层香油即可切块装盘，佐以酱油、食盐、糖、葱、姜末调好的配料蘸食。

【用法】佐餐食用。

【功效】强筋壮骨，发表通阳，解毒调味。

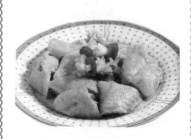

虾仁肉末蒸蛋

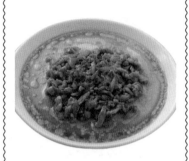

【原料】鸡蛋4个，猪肉50克，菜心梗30克，虾仁20克，葱末、水淀粉、酱油、食盐、食用植物油各适量。

【制法】鸡蛋搅散，加食盐、水搅匀，上笼蒸熟。猪肉剁末；菜心梗切片；虾仁切粒。起锅倒入食用植物油，下肉末、虾仁粒炒至松散出油，加葱末、菜心梗、酱油、水，用水淀粉勾芡。出锅倒入蒸好的鸡蛋上即可。

【用法】佐餐食用。

【功效】补钙，增高，壮体。

虾子烧腐竹

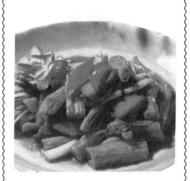

【原料】虾子50克，腐竹150克，葱花、姜末、食盐、酱油、白糖、淀粉、鲜汤、香油、食用植物油各适量。

【制法】将腐竹用开水浸泡，泡至无硬心时取出，切成段；虾子除去泥沙，用清水漂洗干净。锅上火，放油，烧热，放虾子炸一下，加入葱、姜末煸炒出香味，加入酱油、白糖、食盐、鲜汤，倒入腐竹，大火烧开，小火将腐竹慢慢煨透，再改用大火收汁，用湿淀粉勾芡，淋入香油，出锅装盘即可。

【用法】佐餐食用。

【功效】补钙。

苋菜炒干丝

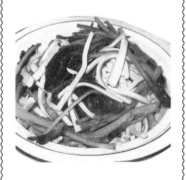

【原料】苋菜250克，豆腐干100克，食盐、大蒜末、食用植物油各适量。

【制法】将苋菜除去根、茎、老叶，洗净，沥干水分；豆腐干切成细丝。锅内加油，烧热，将苋菜投入翻炒，待有汤汁出来时，加入豆腐干丝、大蒜末、食盐，再烧滚即起锅装盘。

【用法】佐餐食用。

【功效】补充蛋白质、维生素C、钙、磷。

香菜拌豆腐

【原料】嫩豆腐 250 克，香菜 50 克，炸松子 20 克，食盐、香油各适量。

【制法】将豆腐放入碗内，浇入开水烫一下，洗净消毒，然后投入凉开水中浸凉，取出控去水分，切成小丁，或细丝，或小片，或在盘内捣成细泥；香菜洗净，切成细末。将豆腐放入盘中，加入香油、食盐，搅拌均匀，撒上香菜末，拌一下，撒上炸松子即可。

【用法】佐餐食用。

【功效】补充蛋白质、钙、磷。

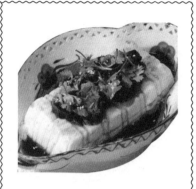

八宝葫芦鸡

【原料】母鸡 1200 克，猪肚 500 克，猪里脊肉 300 克，莲子、虾仁、鲜香菇、冬笋各 50 克，鸡肝 30 克，鸡肫 20 克，干贝 25 克，料酒 20 毫升，姜 10 克，食盐 15 克。

【制法】母鸡宰杀整鸡脱骨的刀法；猪肚煮熟；莲子蒸熟；冬笋焯熟；猪肚、莲子、冬笋、虾仁、鸡肝、鸡肫、香菇、冬笋均切丁块；猪里脊肉切 3 片。将肚尖、虾肉、鸡肝、鸡肫、干贝、香菇、冬笋、莲子调匀装入鸡肚子，用线缝好裂口；再用鸡肠在鸡腰部束成葫芦形，连同猪里脊肉、鸡骨架焯水，去浮污。将焯水后的葫芦鸡放进陶锅，加清水、鸡骨架、姜片、猪里脊肉，封上棉纸入笼屉蒸 2 小时；蒸好拣鸡骨架、姜片、猪肉，用食盐、料酒调味。

【用法】佐餐食用。

【功效】补肾养血，滋阴润燥。

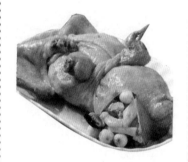

第四节　汤肴饮食方

　　汤肴是以肉类、禽蛋类、水产类以及蔬菜类原料为主体，加入一定量的药物，经煎煮浓缩而制成的较稠厚的汤液。

冬瓜海带排骨汤

　　【原料】猪排骨 500 克，水发海带结 150 克，冬瓜 150 克，葱结、姜片、食盐、白糖、料酒、食用植物油各适量。

　　【制法】猪排骨剁成小段。冬瓜切片。将排骨放入炖锅中，加适量清水煮沸，加生姜、葱、料酒煮至排骨 8 成熟时，投入海带继续煨至排骨将熟透，投入冬瓜，加食盐、白糖、食用植物油，小火煨约 6 分钟。

　　【用法】佐餐食用。

　　【功效】强身壮骨。

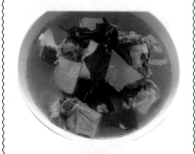

苋菜骨头汤

　　【原料】新鲜红苋菜 250 克，猪棒子骨 1000 克。

　　【制法】将猪棒子骨捶破，加清水 2000 毫升，大火煮沸后，改小火炖 2 小时，去骨留汤；将苋菜洗净，放入汤中，加少许调料即成。

　　【用法】佐餐食用。

　　【功效】补钙壮骨。

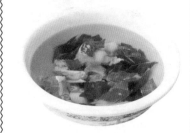

南瓜红枣排骨汤

　　【原料】南瓜 500 克，红枣 50 克，猪排骨 300 克，猪脊骨 200 克，猪瘦肉 150 克，老姜、食盐各 5 克。

　　【制法】将猪排骨、猪脊骨、猪瘦肉斩件；红枣洗净；老姜洗净，切片；南瓜去皮，切件。砂锅内放适量清水煮沸，放入猪排骨、猪脊骨、猪瘦肉氽去血渍，倒出，用温水洗净。用砂锅装水，用大火煮沸后，放入猪排骨、猪脊骨、猪瘦肉、南瓜、红枣、老姜片，煲 2 小时，调入食盐即可食用。

　　【用法】佐餐食用。

　　【功效】补充钙、铁，调节人体代谢，增强机体免疫力。

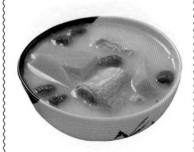

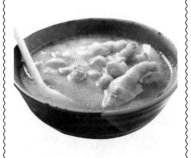

花生凤爪汤

【原料】花生 100 克，鸡爪 150 克，姜片、食盐、食用植物油、胡椒粉、料酒各适量。

【制法】将花生用温水泡软，洗净沥干水分；新鲜鸡爪用沸水烫透，脱去黄皮，斩去爪尖，洗净备用。将锅上火烧热，加食用植物油，放入鸡爪煸炒，再下姜片，加入适量清水，放食盐、料酒。用大火煮沸 10 分钟，放入花生仁，再煮 10 分钟，改用中火，撇去浮沫，待鸡爪、花生熟透时，撒上胡椒粉，起锅即可。

【用法】佐餐食用。

【功效】滋阴养血，强筋健骨。

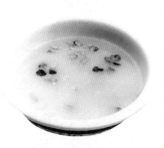

黄芪白术猪骨汤

【原料】猪骨 500 克，黄芪、白术各 15 克，丁香 1 克、醋半茶匙。

【制法】将猪骨斩成段和药物洗净放入砂锅内；加适量清水，大火浇沸，打去浮沫，改用文火炖 2 小时以上即可。

【用法】佐餐食用。

【功效】补气固表，健脾燥湿。

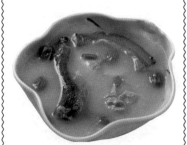

红枣枸杞子黄鳝汤

【原料】红枣 10 克，枸杞子 5 克，黄鳝 300 克，猪瘦肉 200 克，猪脊骨 200 克，姜 10 克，党参 10 克，食盐 6 克。

【制法】将黄鳝去头、肠杂，剖好，洗净；猪瘦肉、猪脊骨斩件；姜去皮、切片；红枣、枸杞子、党参洗净。砂锅内放适量清水煮沸，放猪脊骨、猪瘦肉、黄鳝余去血渍、洗净。砂锅内放入黄鳝、猪瘦肉、猪脊骨、姜片、红枣、枸杞子、党参，加入适量清水，煲 2 小时，调入食盐即可食用。

【用法】佐餐食用。

【功效】补充钙、铁，调节人体代谢，增强免疫力。

木瓜苹果炖鸡汤

【原料】苹果 200 克，鸡肉 450 克，猪瘦肉 100
克，木瓜 100 克，雪梨 100 克，猴头菇 50 克，姜 5
克，葱 5 克，食盐 5 克，4 克。

【制法】将鸡肉洗净，切块；苹果、雪梨洗净，
切开；木瓜去皮、籽，切大块；将猴头菇洗净，切
块。砂锅内加适量清水，放入鸡块、猪瘦肉，大火煮
沸，除去血渍，倒出，用温水洗净。把鸡块、猪瘦
肉、雪梨、苹果、木瓜、猴头菇、姜、葱放入炖盅
内，加入适量清水，炖 2.5 小时，调入食盐、即可。

【用法】佐餐食用。

【功效】补充多种维生素、钙等。

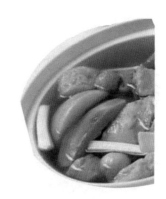

猪脊菠菜汤

【原料】猪脊骨 500 克，菠菜 250 克。

【制法】将脊骨斩成节，加清水大火烧沸，打去
浮沫；改文火熬成浓汤，加入洗净切成段的菠菜，稍
煮即可。

【用法】佐餐食用。

【功效】补髓益脑，补钙壮骨。

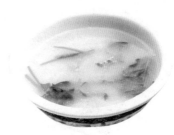

苹果山斑鱼汤

【原料】山斑鱼 500 克，苹果 200 克，猪脊骨 300
克，猪瘦肉 200 克，姜、甜杏仁、苦杏仁各 10 克，食
盐 5 克，食用植物油适量。

【制法】猪脊骨、猪瘦肉洗净，斩件；苹果洗净，
去核，斩件；山斑鱼剖洗干净。砂锅内放适量清水煮
沸，放猪脊骨、猪瘦肉氽去血渍，倒出，用温水洗
净；山斑鱼入五成热的油锅中煎至黄色。用砂锅装适
量清水，大火煲沸，放入苹果、猪脊骨、猪瘦肉、山
斑鱼、姜、甜杏仁、苦杏仁，中火煲 1 小时，调入食
盐即可食用。

【用法】佐餐食用。

【功效】补充钙、磷、维生素 A、维生素 C、维生素 E。

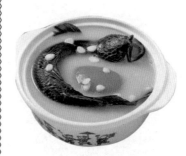

红枣乌鸡汤

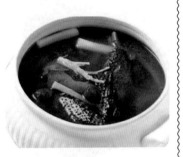

【原料】乌鸡 500 克，猪瘦肉 100 克，鸡脚 100 克，红枣 20 克，枸杞子 5 克，老姜 3 克，葱段 3 克，党参 3 克，食盐适量。

【制法】将乌鸡洗净；猪瘦肉洗净，切块；鸡脚洗净，切段；红枣、枸杞子洗净。锅内放适量清水煮沸，放入乌鸡、猪瘦肉、鸡脚余去血渍，倒出，用温水洗净。将乌鸡、猪瘦肉、红枣、鸡脚、党参、枸杞子、姜、葱放入炖盅内，加入适量清水炖 2 小时，调入食盐即可。

【用法】佐餐食用。

【功效】壮骨补钙。

萝卜海带排骨汤

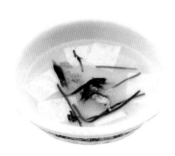

【原料】排骨 250 克，白萝卜 250 克，水发海带 50 克，调料适量。

【制法】排骨洗净切成块，白萝卜洗净切块，水发海带切成丝，姜拍破；将排骨放入锅内加清水，用大火煮沸后除去浮沫，加上料酒、生姜，改用小火煮至肉熟，再加萝卜、海带炖至肉烂熟，放上食盐即可。

【用法】佐餐食用。

【功效】健脾消食，以骨补骨。

萝卜莴笋丝汤

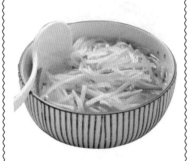

【原料】萝卜 750 克，莴笋 150 克，食用植物油、葱末、食盐各适量。

【制法】将萝卜和莴笋洗净、去皮，分别切成丝。锅内放食用植物油，加清水煮沸后再放萝卜丝。1 分钟后放莴笋丝、葱末、食盐煮沸即可。

【用法】佐餐食用。

【功效】调节骨代谢，增加骨密度。

壮腰补肾汤

【原料】猪尾 1 条，狗脊 30 克，枸杞子 6 克，食盐适量。

【制法】将枸杞子、狗脊洗净。猪尾刮净毛，洗净斩小段，汆水。把全部材料放入锅内，加适量清水，武火煮沸后，文火煮 1.5 小时，调味即可。

【用法】随量饮用。

【功效】补肾益肝，强腰祛湿。

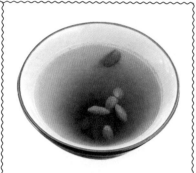

排骨豆腐虾皮汤

【原料】排骨 250 克，虾皮 25 克，豆腐 400 克，调料适量。

【制法】排骨洗净切块后加清水煮沸去掉浮沫，再加入姜（拍破）、葱（挽结）、黄酒用小火煮烂；排骨煮好后放入豆腐（切块）、虾皮、洋葱（切丝）、蒜（切片），煮几分钟后调味，煮沸即可。

【用法】佐餐食用。

【功效】补充雌激素，强筋壮骨。

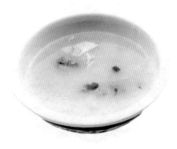

什锦番茄汤

【原料】番茄 300 克，洋葱、胡萝卜、芹菜各 100克，食盐、胡椒粉、甜面酱、番茄酱、香菜叶、食用植物油各适量。

【制法】番茄洗净，切开去子；胡萝卜、洋葱均去皮切片；芹菜去叶，洗净后切段。煎锅放入食用植物油，倒入胡萝卜片、洋葱片、芹菜段炒至变色时，加入番茄酱煸炒一下。放入番茄、水用大火烧沸后，加入食盐、胡椒粉、香菜叶、甜面酱搅拌均匀，转用小火煮 20 分钟出锅即可。

【用法】佐餐食用。

【功效】清热生津，养阴凉血。

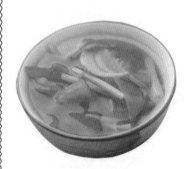

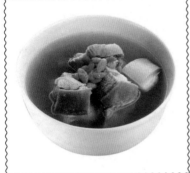

羊藿羊肉汤

【原料】羊肉 90 克，枸杞子 15 克，淫羊藿 9 克，食盐适量。

【制法】羊肉洗净切块；淫羊藿、枸杞子洗净。所有材料放入锅中，加适量清水，慢火煮 2 小时，至羊肉煮至熟烂，下食盐调味即可。

【用法】随量饮用。

【功效】温肾助阳。

双蹄汤

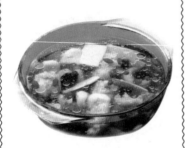

【原料】马蹄 250 克，羊蹄筋 1 对（约 500 克），淮山药 30 克，枸杞 15 克，龙眼肉 10 克。

【制法】先将蹄筋洗净去皮毛，用水煮约 1 小时，捞起待用；马蹄洗净切细，用油、食盐、姜片在锅内炒后，转入煲内；将羊蹄筋、淮山药、枸杞、龙眼肉一起入锅，加适量清水，煮约 4 小时，至蹄筋软熟；将煲内炒后的马蹄等调料放入锅内即成。

【用法】佐餐食用。

【功效】补充植物雌激素，强筋壮骨。

当归黄芪虾仁汤

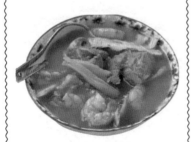

【原料】当归 15 克，黄芪 30 克，虾仁 200 克，猪脊骨 300 克，猪瘦肉 150 克，老姜 5 克，食盐 5 克。

【制法】将猪脊骨、猪瘦肉斩件；姜洗净、切片；虾仁、当归、黄芪洗净。待煲内水沸后，放入猪脊骨、猪瘦肉氽去表面血渍，倒出洗净。用瓦煲装水，大火煮沸后，放入猪脊骨、猪瘦肉、虾仁、当归、黄芪、老姜片，煲 2 小时，调入食盐即可食用。

【用法】佐餐食用。

【功效】补肾壮阳，补钙壮骨，健脾化瘀，益气通乳，通络止痛。

黑豆猪骨汤

【原料】黑豆 20~30 克，猪骨 200~300 克，食盐适量。

【制法】将黑豆洗净，用清水泡软。所有材料同置锅中，加水煮沸后，改文火慢熬至烂熟，下食盐调味后饮用。

【用法】佐餐食用。

【功效】补肾活血，祛风利湿。

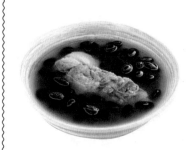

杞桃龙骨汤

【原料】枸杞 30 克，核桃仁 30 克，葛根 100 克，猪龙骨 500 克。

【制法】将猪龙骨洗净斩成小节，葛根洗净切成片，枸杞、核桃仁洗净；将猪龙骨、葛根、枸杞、核桃一同放入砂锅内，加清水 3000 毫升，先用大火煮沸，打去浮沫，再用小火炖至肉烂即成。

【用法】佐餐食用。

【功效】补肾壮骨，防治椎体增生。

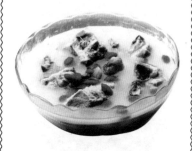

生地煲蟹汤

【原料】生地 20 克，螃蟹 250 克，猪瘦肉 100 克，枸杞子 5 克，桂圆肉 5 克，姜片 5 克，食盐适量。

【制法】将生地洗净；螃蟹洗净，斩件；猪瘦肉洗净，切件；枸杞子、桂圆肉洗净。砂锅内放适量清水煮沸，放入螃蟹、猪瘦肉，氽去血渍，捞出洗净。将螃蟹、猪瘦肉、生地、枸杞子、桂圆肉、姜片放入砂锅内，放入适量清水，小火煮 1 小时，加食盐调味即可。

【用法】佐餐食用。

【功效】清热解毒，补骨添髓，养筋活血，通经络。

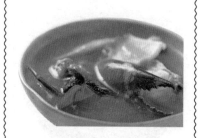

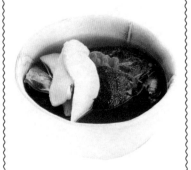

淮杞甲鱼汤

【原料】淮山药 10~15 克，枸杞子 5~10 克，甲鱼 1 只（约 500 克），食盐、生姜片各适量。

【制法】甲鱼剖开去内脏，洗净备用。淮山药、枸杞子洗净备用。所有材料加入姜、适量水一起炖 2.5 小时，下食盐调味，即可享用。

【用法】佐餐食用。

【功效】滋阴补肾，益气健脾。

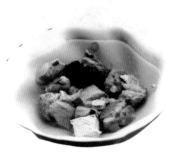

沙参骨头汤

【原料】猪棒子骨 500 克，北沙参 100 克，醋适量。

【制法】将北沙参洗净，棒子骨洗净捶破，一同放入砂锅内，加水适量，再加入十余滴醋；先用大火煮沸后，改用文火煮至肉烂即可。

【用法】佐餐食用，吃时汤中加几滴醋，不放食盐。

【功效】滋阴养胃，润肺止咳。

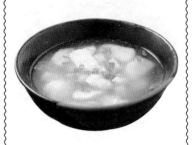

马蹄海蜇汤

【原料】海蜇 200 克，马蹄 200 克，食盐适量。

【制法】马蹄洗净，去皮，切片。将海蜇开水洗净去杂质，切成小块。将以上用料放入砂锅内煮汤，加食盐调味即可。

【用法】佐餐食用。

【功效】补充钙、磷，清热解毒，化痰软坚，降压消肿。

桑葚牛骨汤

【原料】桑葚 25 克，牛骨 250~500 克，姜、葱适量，食盐适量，酒、糖少许。

【制法】将桑葚洗净，加酒、糖少许蒸制备用。牛骨置锅中，加水煮开后撇去浮沫，放入姜、葱再煮。见牛骨发白时，表明牛骨的钙、磷、骨胶等已溶解到汤中，随即捞出牛骨，加入已蒸制的桑葚，煮滚后再去浮沫，下食盐调味后即可饮用。

【用法】佐餐食用。

【功效】滋阴补血，益肾强筋。

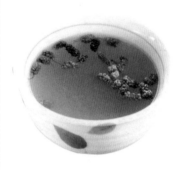

脊骨黄豆汤

【原料】猪脊骨 1 条（约 2000 克），干黄豆 100 克，葱、生姜、醋、料酒各适量。

【制法】黄豆洗净在清水中发涨（约 4 个钟头）；猪脊骨洗净砍成小块，葱挽成结，生姜拍破，同黄豆一同放入砂锅内，用大火烧沸，撇除浮沫，加入料酒，改用文火炖至肉、黄豆烂即可。

【用法】每天进餐时作汤饮用。

【功效】补充植物雌激素，以骨补骨。

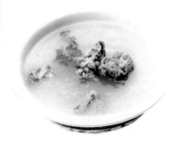

山药枸杞子海参汤

【原料】水发海参 100 克，山药、枸杞子各 15 克，西洋参 10 克，猪脊骨 250 克，姜 5 克，食盐 5 克。

【制法】将水发海参洗净，切成小块；猪脊骨斩件；山药、枸杞子、西洋参洗净；姜洗净，切片。砂锅内放适量清水煮沸，放入猪脊骨，余去血渍，捞出洗净。将山药、猪脊骨、海参块、西洋参、枸杞子、姜片放入炖盅内，加入适量沸水，隔水炖沸，水沸后用小火焖 1 小时，加食盐调味即可食用。

【用法】佐餐食用。

【功效】补充钙、磷等。

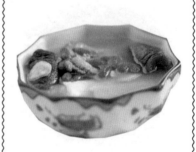

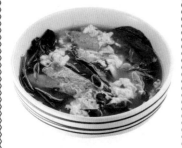

枸杞猪肝蛋花汤

【原料】枸杞菜 600 克，猪肝 160 克，鸡蛋 2 个，姜 1 块，生抽、生粉、糖各少许，食盐适量。

【制法】枸杞菜摘叶洗净备用。猪肝洗净切片，用腌料稍腌后备用。鸡蛋打咸蛋液备用；姜洗净切片。起油锅爆姜片，加入适量水煲滚，放入枸杞菜待滚起，放入猪肝再滚起至熟，最后倒入蛋液拌匀，下食盐调味即可。

【用法】佐餐食用。

【功效】滋补肝肾，增加钙质。

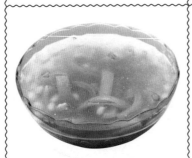

黄豆猪皮汤

【原料】黄豆 200 克，猪皮 200 克，葱、姜适量。

【制法】猪皮去脂洗净切条，黄豆洗净泡涨；一起放入砂锅中，加适量清水，大火煮沸，撇除浮沫，加入葱、姜，改小火煮至豆软烂即可。

【用法】吃黄豆、猪皮，喝汤。

【功效】补钙补蛋白，防治骨质疏松性骨折。

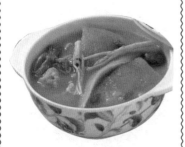

海参羊肉汤

【原料】羊肉 500 克，海参 300 克，猪脊骨 200 克，猪瘦肉 200 克，党参 10 克，姜 10 克，食盐 10 克。

【制法】将海参用火烧净灰渍，浸水 1 天，用沸水烫至身软后洗净，切件；羊肉、猪瘦肉、猪脊骨斩件；姜去皮，洗净；党参洗净，切段。砂锅内放适量清水煮沸，放猪脊骨、猪瘦肉、羊肉氽去血渍，倒出，用温水洗净。砂锅内放入海参、猪脊骨、猪瘦肉、羊肉、党参段、姜，加入适量清水，中火煲 2 小时，调入食盐即可食用。

【用法】佐餐食用。

【功效】补充钙、磷等。

栗子百合猪蹄汤

【原料】猪蹄 1 只，鲜栗子肉 300 克，百合 30 克，莲子、食盐各适量。

【制法】猪蹄刮洗干净，斩件，放入滚水锅中氽水，洗净备用。百合、莲子分别洗净备用。栗子肉用滚水烫后，去衣备用。全部材料放入煲内，加入适量的水，用大火煲滚后改用文火煲 2 小时，下食盐调味食用。

【用法】佐餐食用。

【功效】补肾壮骨，宁心安眠，减缓腰腿酸软。

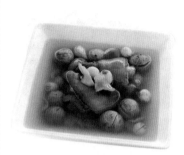

豆腐骨头汤

【原料】猪骨头 1000 克，豆腐 500 克，鸡蛋 1 个，虾皮 25 克，调料适量。

【制法】将猪骨头洗净，加清水熬成汤；鸡蛋破壳入小碗，加食盐和水用筷子搅匀蒸熟，豆腐切成小块；炒锅放油烧热，将姜、蒜炒香，加入骨头汤、虾皮烧沸后，将蒸蛋用大匙分次舀入汤中，再放入豆腐煮沸，放葱、食盐出锅即成。

【用法】佐餐食用。

【功效】补钙壮骨。

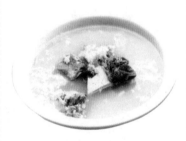

冬瓜海带淡菜汤

【原料】淡菜 100 克，水发海带 200 克，冬瓜 400 克，食用植物油、食盐各适量。

【制法】海带洗净切片；冬瓜去皮及子，洗净，切块；淡菜泡软。放冬瓜块、海带片入油锅煸炒 2 分钟，加水煮 30 分钟，再放淡菜煮 15 分钟，放食盐即可。

【用法】佐餐食用。

【功效】补肝肾，益精血，消瘿瘤，调经血，降血压。

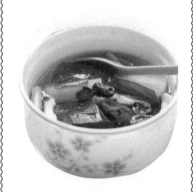

花旗参田七乌鸡汤

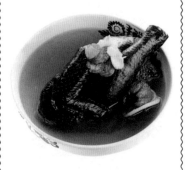

【原料】田七片 20 克，花旗参片 8 克，乌鸡 1 只，蜜枣 2 粒，姜 1 小块，食盐适量。

【制法】将乌鸡洗净，斩大件，氽水后备用。花旗参片、田七片洗净备用。姜去皮切片；蜜枣洗净备用。煲滚适量水，加入全部材料，猛火煲滚后转文火煲 3 小时，最后下食盐调味即可。

【用法】佐餐食用。

【功效】益精添髓，强筋健体。

海带牛骨汤

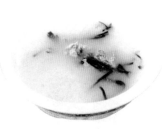

【原料】牛骨头 1000 克，海带 150 克，姜、葱、胡椒粉适量。

【制法】将牛骨头洗净砸碎，海带发涨洗净，切成细丝；将海带丝、牛骨、生姜放入砂锅内，加清水大火煮沸，撇去浮沫，改用小火炖至海带烂时，加入葱、胡椒粉即成。

【用法】吃时汤中加醋少许。

【功效】补钙壮骨。

淡菜香菇瘦肉汤

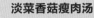

【原料】淡菜 100 克，香菇 150 克，猪瘦肉 250 克，猪脊骨 300 克，老姜 5 克，食盐 5 克。

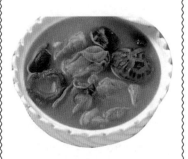

【制法】将猪脊骨、猪瘦肉斩件；淡菜、香菇洗净。砂锅内放适量清水煮沸，放入猪脊骨、猪瘦肉，氽去表面血渍，倒出，用温水洗净。用砂锅装水，大火煮沸后，放入猪脊骨、猪瘦肉、淡菜、香菇、老姜，煲 2 小时后调入食盐即可食用。

【用法】佐餐食用。

【功效】补肝肾，益精血，消瘿瘤，调经血，降血压。

紫菜虾米蛋花汤

【原料】紫菜 40 克，虾米 30 克，鸡蛋 2 个，食盐适量。

【制法】先将紫菜用水浸泡，洗净备用。鸡蛋打在碗中，打匀成蛋液备用。虾米洗净，用水泡 10 分钟。锅内放油烧热，然后加适量水，放虾米，煮滚后放入紫菜，3 分钟后倒入鸡蛋液，下食盐调味即可。

【用法】佐餐食用。

【功效】强壮骨骼，增加钙质。

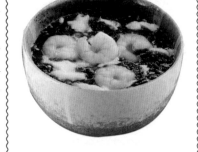

黄豆排骨汤

【原料】猪排骨 500 克，黄豆 100 克，葱、姜、醋适量。

【制法】黄豆洗净，用温水泡发。排骨洗净切成块，葱洗净挽成结，生姜洗净拍破；将排骨、黄豆、葱、姜一同放入炖锅内，加水适量。大火煮沸，撇除浮沫，改小火炖至豆肉软烂即成。

【用法】吃肉、豆，喝汤，经常食用。

【功效】补充植物雌激素，强筋壮骨。

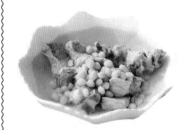

淡菜瘦肉乌鸡汤

【原料】乌鸡 300 克，猪瘦肉 100 克，淡菜 20 克，枸杞子 5 克，姜 10 克，葱 10 克，食盐 5 克。

【制法】乌鸡洗净切块；猪瘦肉切块；淡菜洗净；姜去皮切片；葱切段。锅内放适量清水煮沸，投入乌鸡块、猪瘦肉块，用中火汆去血渍，捞出洗净。取砂锅一个，放入乌鸡块、猪瘦肉块、淡菜、枸杞子、姜片、葱段，加入适量清水，大火煮沸后，再用小火煮约 2 小时，然后调入食盐即可食用。

【用法】佐餐食用。

【功效】补肝肾，益精血，消瘿瘤，调经血，降血压。

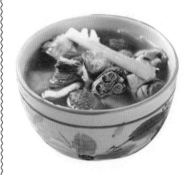

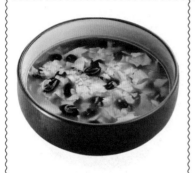

腐皮黑豆汤

【原料】豆腐皮、黑豆（乌豆）各 50 克，食盐适量。

【制法】黑豆用清水泡 30 分钟。煲滚水，放入黑豆和豆腐皮，乌豆烂熟后，下食盐调味后食用。

【用法】佐餐食用。

【功效】滋养补虚，强身壮骨。

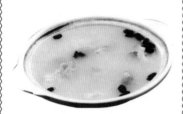

桑椹牛骨汤

【原料】桑椹 25 克，牛骨 250 克，姜、葱、料酒、糖适量。

【制法】将桑椹洗净，加少许料酒、白糖蒸制；牛骨洗净，放入砂锅内加清水适量，大火煮沸，撇除浮沫，加姜、葱，改小火炖至牛骨发白，表明骨中的钙、磷、骨胶已经溶解于汤中，捞出牛骨，加入已蒸制的桑椹，再煮 20 分钟即成。

【用法】佐餐食用。

【功效】补血强骨。

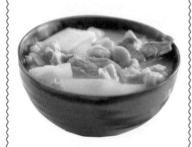

干贝节瓜瘦肉汤

【原料】节瓜 500 克，猪瘦肉 500 克，干贝 10 克，姜片、食盐各适量。

【制法】将节瓜去皮，切段；猪瘦肉洗净，切块；干贝先浸软再洗净；姜片洗净。砂锅内放适量清水煮沸，放入猪瘦肉块，汆去血渍，捞出洗净。将节瓜段、猪瘦肉块、干贝、姜片放入砂锅内，加入适量清水，煲约 40 分钟，加食盐调味即可。

【用法】佐餐食用。

【功效】补充蛋白质、钙、磷，滋阴补肾，调中下气，利五脏。

归芪鸡汤

【原料】炙黄芪 100 克，当归 20 克，嫩母鸡 1 只（约 1500 克），绍兴酒 30 毫升，姜、葱、五味调料、胡椒粉、食盐各适量。

【制法】嫩母鸡剖好洗净，余水。其他材料分别洗净。全部材料放锅内，加清水适量，慢火煮 2~3 小时，下入调味料即可。

【用法】随量饮用。

【功效】益气健脾，滋阴养血。

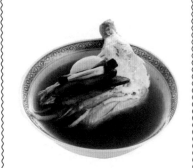

当归生姜羊肉汤

【原料】当归 30 克，生姜 15 克，羊肉 150 克，食盐少许。

【制法】将当归、生姜洗净切片，羊肉在开水余一下，切块，将当归、生姜、羊肉一同放入锅内，加水适量，加食盐少许；煮至羊肉熟烂即成。

【用法】吃肉喝汤。

【功效】防寒保暖，壮骨温阳。

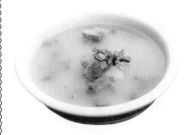

荔枝干贝老鸭汤

【原料】老鸭 800 克，鲜荔枝 200 克（或干荔枝 50 克），干贝 25 克，陈皮 6 克，食盐适量。

【制法】荔枝去壳，去核；陈皮刮白；干贝用清水浸泡 1 小时。鸭切去脚、尾，洗净后放入沸水中余 10 分钟，取出洗净。煲内放水和陈皮煮沸，放入鸭、干贝、荔枝肉煲开，小火煲 3 小时，放食盐调味即可。

【用法】佐餐食用。

【功效】补充蛋白质、钙、磷，滋阴补肾，调中下气，利五脏。

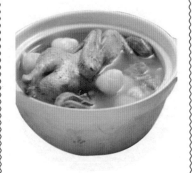

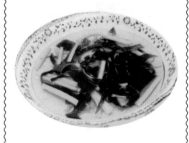

海带芹菜虾米汤

【原料】海带 100 克，芹菜 100 克，虾米、食盐、姜丝适量。

【制法】海带用清水漂洗干净，切成菱形片或条状。芹菜择洗干净，切成段。虾米用温水浸泡，然后用水冲洗干净待用。锅上火倒入油烧热，下芹菜大火速炒，尚要断生时先用碗装出。锅继续上火倒入油烧热，投入姜丝煸香，再下海带丝略炒，烹入料酒，添加适量水烧沸，用小火煮至熟透，倒入芹菜、虾米略熟，加入食盐调味即成。

【用法】佐餐食用。

【功效】补钙，降脂，降压。

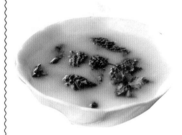

羊骨羊腰汤

【原料】羊骨 500 克，羊腰 2 个（约 300 克），料酒、姜、葱、食盐适量。

【制法】将羊骨洗净砸碎，羊腰剖开除去臊膜，洗净切片成腰花，与羊骨一同放入砂锅加清水；用大火煮沸，撇去浮沫，加入料酒、姜（拍破）、葱（挽节），改用小火炖 1.5 小时，待汤汁浓稠时，盛出即可。

【用法】佐餐食用。

【功效】温肾壮骨。

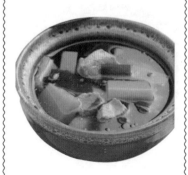

南瓜海带瘦肉汤

【原料】猪瘦肉 300 克，海带 100 克，南瓜 400 克，猪脊骨 300 克，老姜 5 克，食盐 5 克。

【制法】将猪脊骨、猪瘦肉斩件；老姜洗净，切片；海带洗净切片；南瓜去皮、子，洗净，切块。砂锅内放适量清水煮沸，放入猪脊骨、猪瘦肉氽去血渍，倒出，用温水洗净。用砂锅装水，大火煲沸后，放入猪脊骨、猪瘦肉、海带片、南瓜块、老姜片，煲 2 小时。调入食盐即可食用。

【用法】佐餐食用。

【功效】补钙。

首乌炖鸡汤

【原料】母鸡 1 只（约 1200 克），何首乌片 60 克，山药 100 克，乌豆 50 克，葱结、姜片、花椒、食盐、料酒各适量。

【制法】鸡处理干净剁块。山药切成片。何首乌、乌豆冲洗干净。将鸡（斩下两爪）放入砂锅中，加适量清水，加葱结、姜片、花椒大火烧开，加入何首乌片、乌豆、料酒，转小火炖至鸡肉熟烂脱骨，放山药，加食盐，炖约 10 分钟，出锅装汤碗即成。

【用法】佐餐食用。

【功效】补中益气，强壮筋骨。

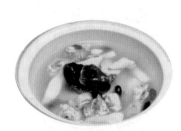

栗豆凤爪汤

【原料】鸡脚五对（约 300 克），栗子 200 克，花生仁 100 克，眉豆 100 克，瘦猪肉 300 克，红枣（去核）6 枚，生姜 2 片，陈皮 1 块。

【制法】将鸡脚、猪肉、栗子仁、花生仁、眉豆洗净；一同放入砂锅内，加清水适量，大火煮沸，撇去浮沫，改用小火煮 3 小时即成。

【用法】佐餐食用。

【功效】补肾强筋，健脾补钙。

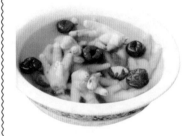

海带排骨汤

【原料】海带 150 克，猪排骨 400 克，葱段、姜片、食盐、料酒各适量。

【制法】将海带浸泡后，放笼屉内蒸约 30 分钟，取出再用清水浸泡 4 小时，彻底泡发后，洗净，控水，切成长方片。猪排骨洗净，顺骨切开，横剁成段，入沸水锅中煮一下，捞出用温水洗净。砂锅内加入清水 1000 毫升，放入排骨段、葱段、姜片、料酒，用大火煮沸，撇去浮沫，再用中火焖煮 20 分钟，倒入海带片，换大火煮沸 10 分钟，拣去姜片、葱段，加食盐调味即可。

【用法】佐餐食用。

【功效】补钙。

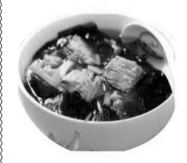

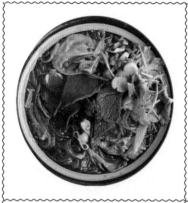

牛肉粉丝汤

【原料】熟牛肉 50 克，粉丝 80 克，香菜叶 15 克，食盐、料酒、胡椒粉、湿淀粉、鲜汤、香油各适量。

【制法】熟牛肉切薄片。香菜叶洗净。粉丝用温水泡发。砂锅上火，放入鲜汤烧沸，下牛肉片，烧沸，撇去浮沫，加入粉丝，盖上盖煮 3 分钟，加食盐，调好味，撒上胡椒粉、香菜叶，淋香油，即可离火，上桌。

【用法】佐餐食用。

【功效】滋养气血，活筋骨。

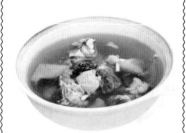

龟羊二仙汤

【原料】龟肉 250 克，羊肉 200 克，仙灵脾、仙茅、黄柏、知母各 15 克，当归 10 克，熟地 25 克。

【制法】龟肉、羊肉洗净切块；将仙灵脾、仙茅、黄柏、知母、当归、熟地洗净，用双层纱布袋装好，扎紧袋口；将龟肉块、羊肉块放入砂锅内，加清水，用大火烧沸，撇去浮沫，再放入药袋，改用小火炖至肉烂熟，去药袋即成。

【用法】佐餐食用。

【功效】调节内分泌，防止骨钙丢失。

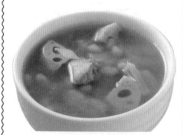

花生莲藕排骨汤

【原料】花生米 200 克，莲藕 400 克，猪排骨 600克，姜、食盐各适量。

【制法】猪排骨洗净，斩件；莲藕洗净，去皮，切大块；姜切片；花生米洗净。砂锅内放适量清水煮沸，放猪排骨汆去血渍，倒出。用温水洗净。砂锅内放适量清水，放入猪排骨、花生米、莲藕块、姜片，大火煮沸，转小火煲 2 小时，调入食盐，即可食用。

【用法】佐餐食用。

【功效】滋阴壮阳，益精补血。

杜仲鹌鹑汤

【原料】鹌鹑 250 克，枸杞 30 克，杜仲 10 克，清汤、料酒、食盐、胡椒粉、大葱段、姜片各适量。

【制法】将枸杞、杜仲分别洗净。将鹌鹑去毛、内脏、脚爪，洗净斩块，氽水后放锅内。加入清汤，加入料酒、食盐、胡椒粉，及姜片、葱段、枸杞、杜仲，小火慢炖至肉熟烂即可。

【用法】佐餐食用。

【功效】养心补肝，强筋健骨，益精明目。

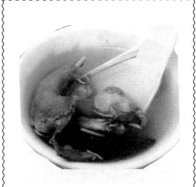

杞女阿龟汤

【原料】枸杞子 30 克，女贞子 30 克，怀山药 50 克，阿胶 10 克，乌龟 1 只（约 1000 克）。

【制法】乌龟放入盆中，加温水（约 40℃），使其排尽尿，去内脏；将乌龟、女贞子、淮山药、阿胶同入砂锅，加清水用大火煮沸，撇除浮沫，改用小火炖至龟肉烂，胶化即成。

【用法】佐餐食用。

【功效】壮骨补钙。

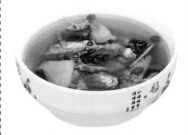

香菇花生鸡爪汤

【原料】香菇 50 克，花生米 200 克，鸡爪 200 克，猪脊骨 300 克，猪瘦肉 150 克，姜、食盐各 5 克。

【制法】将猪脊骨、猪瘦肉斩件；鸡爪洗净，斩件；香菇、花生米泡洗干净。砂锅内放适量清水煮沸，放入猪脊骨、猪瘦肉、鸡爪氽去血渍，倒出，用温水洗净。砂锅装水，用大火煲沸后，放入猪脊骨、猪瘦肉、花生米、香菇、鸡爪、姜，煲 2 小时，调入食盐即可食用。

【用法】佐餐食用。

【功效】补充钙、磷等。

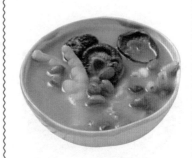

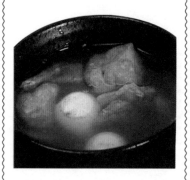

香辣牛肉汤

【原料】牛肉 300 克，鹌鹑蛋 5 个，豆腐 200 克，食用植物油、蒜末、食盐、胡椒粉各适量。

【制法】牛肉洗净切成小块，鹌鹑蛋煮熟去壳，豆腐入油锅炸至金黄色。起油锅，爆香蒜末，下牛肉炒熟。加入适量的清水煮沸，放入豆腐、鹌鹑蛋一起煲煮至熟，加食盐、胡椒粉调味即可。

【用法】佐餐食用。

【功效】益脾和胃，强筋健骨。

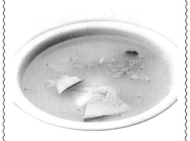

虾皮豆腐汤

【原料】石膏豆腐 200 克，白菜 200 克，虾皮 15 克，食盐、葱花、生姜、香油各适量。

【制法】虾皮洗净，水发，石膏豆腐切成小方块，白菜洗净撕碎；在锅内加清水适量，放入虾皮、姜块，烧沸后，下豆腐，再加白菜，白菜熟后，放食盐、葱花和香油即成。

【用法】佐餐食用。

【功效】补蛋白，补钙壮骨。

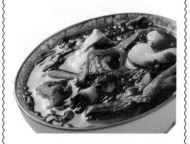

金针菇紫菜丝瓜汤

【原料】丝瓜 100 克，金针菇 25 克，紫菜 15 克，食盐、香油各适量。

【制法】金针菇洗净，紫菜泡洗干净。丝瓜去皮，洗净，切块。将金针菇、紫菜、丝瓜块放入锅内，加适量清水，煮沸，淋香油，加食盐调味即可。

【用法】佐餐食用。

【功效】补充蛋白质、钙、维生素 A，提高机体的免疫力。

党参栗子兔肉汤

【原料】板栗 300 克，兔肉 500 克，党参 30 克，姜、食盐各适量。

【制法】将党参洗净，切段；板栗去壳，去皮，洗净；兔肉洗净，沥水，斩成块；姜去皮，切片。将党参、板栗、兔肉、姜片放入砂锅内，加适量清水煮沸，转小火煲 1 小时，加食盐调味即可。

【用法】佐餐食用。

【功效】滋阴养血，强筋健骨，降脂降压。

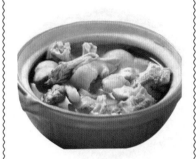

黄芪虾皮汤

【原料】黄芪 200 克，虾皮 50 克，葱、生姜、食盐各适量。

【制法】将虾皮淘净，入锅加水适量煮沸；加黄芪片，加姜、葱、食盐再煮沸即成。

【用法】佐餐食用。

【功效】补充钙质。

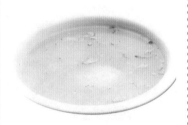

紫菜蛋花汤

【原料】鸡蛋 2 个，紫菜 50 克，葱花 5 克，虾皮 5 克，食盐、香油各适量。

【制法】将紫菜切（撕）成片状；鸡蛋打匀成蛋液备用。在蛋液里放食盐，拌匀。锅内放适量清水煮沸，倒入鸡蛋液，搅拌成鸡蛋花，再放入紫菜和虾皮，淋香油，煮沸，放入食盐和葱花调味即可。

【用法】佐餐食用。

【功效】补充蛋白质、钙、维生素 A，提高机体的免疫力。

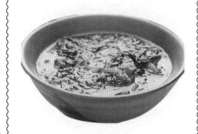

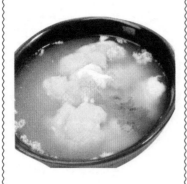

蛋蓉菜花汤

【原料】菜花 200 克，鸡蛋 150 克，肉汤、食盐、香菜段各适量。

【制法】把菜花掰成小朵洗净，入沸水中焯一下捞出，放冷水中过凉，捞出控干水。起汤锅，加入肉汤，放入菜花，烧沸后去浮沫；打入鸡蛋搅匀。撒香菜，放食盐调味即可。

【用法】佐餐食用。

【功效】健脑壮骨，补脾和胃，解热除烦。

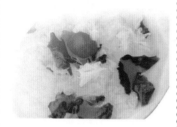

双耳汤

【原料】黑木耳 6 克，银耳 6 克，冰糖适量。

【制法】将双耳用温水发涨，除去杂质洗净，放入碗内；加入适量冰糖、清水后，放入蒸锅内蒸约 2 小时，待双耳软烂即可。

【用法】佐餐食用。

【功效】滋阴润燥。

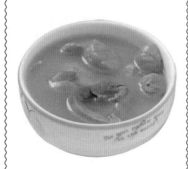

板栗猪腰汤

【原料】猪腰 250 克，板栗仁 300 克，猪脊骨 200 克，猪瘦肉 200 克，老姜 5 克，食盐适量。

【制法】猪脊骨、猪瘦肉斩件；猪腰洗净，去筋膜。砂锅内放适量清水煮沸，放入猪脊骨、猪瘦肉、猪腰汆去血渍，倒出，用温水洗净。砂锅装水，大火煲沸后，放入猪脊骨、板栗仁、猪瘦肉、猪腰、老姜，煲 2 小时，调入食盐即可食用。

【用法】佐餐食用。

【功效】补肾壮腰，强筋健骨。

桂圆菠萝汤

【原料】菠萝 200 克，桂圆肉、红枣（干）各 100 克，白糖适量。

【制法】将菠萝肉切成小块，放入淡食盐水中浸泡 10 分钟。将红枣洗净去核，桂圆肉、菠萝肉、红枣放入锅内，加入适量清水。用大火煮沸后转用小火煮 1~2 小时，加入白糖调匀即可。

【用法】佐餐食用。

【功效】刺激唾液分泌及促进食欲，提高机体对钙的吸收。

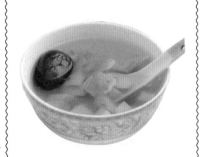

豆腐鱼汤

【原料】鲜鱼 1 条，豆腐 500 克，大枣、生姜、橄榄油、食盐适量。

【制法】将鱼剖开，除去鳞和内脏洗净，豆腐切成块；炒锅内放橄榄油烧至八成熟时，放入鱼炸香后，加入豆腐、生姜和大枣，用文火煮半小时即成。

【用法】佐餐食用。

【功效】健脾开胃，强壮筋骨。

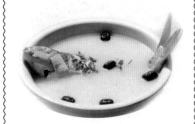

板栗鸡汤

【原料】老鸡 1 只，板栗 250 克，老姜、食盐各适量。

【制法】将老鸡宰杀，去毛，洗净，去头、爪和内脏，切块，洗净；老姜去皮，洗净，切片；板栗去壳。锅内放适量清水煮沸，放入鸡块，汆去血渍，倒出洗净。砂锅内放适量清水，放鸡块、板栗、老姜，煲 2 小时，加食盐调味即可。

【用法】佐餐食用。

【功效】补肾壮腰，强筋健骨。

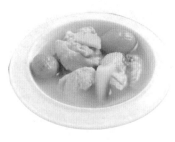

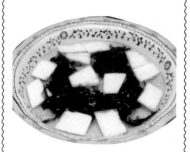

紫菜冬瓜汤

【原料】冬瓜 200 克，紫菜 15 克，虾皮 10 克，葱段、姜片、食盐、料酒、食用植物油各适量。

【制法】将冬瓜去皮洗净，切成片。紫菜、虾皮用水浸泡后洗净，待用。锅上火倒入油烧热，投入葱段、姜片煸香，投入冬瓜略炒，烹入料酒，添加适量清水烧开，加入紫菜、虾皮用小火煮约 15 分钟，加入食盐调味即成。

【用法】佐餐食用。

【功效】补钙补碘，降糖降脂，利尿消肿。

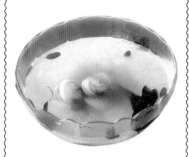

淡菜干贝汤

【原料】淡菜 20 克，干贝 20 克，食盐、黄酒适量。

【制法】淡菜洗净，干贝洗净，同置锅中，加清水 500 毫升，加食盐；大火煮沸 5 分钟，改用小火煮 30 分钟即成。

【用法】佐餐食用。

【功效】补充维生素 D，补钙，补蛋白质。

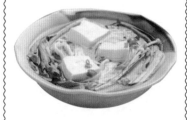

油菜玉菇汤

【原料】油菜心 200 克，豆腐 100 克，姬菇、滑子菇各 50 克，食盐、食用植物油、胡椒粉各适量。

【制法】将油菜心清洗干净，切成段；姬菇切成小丁，滑子菇洗净；豆腐切成薄片，放入锅中稍余后捞出。锅中倒入食用植物油，放入姬菇和滑子菇大火翻炒片刻，倒入少量清水，加食盐、胡椒粉调味。待锅内水烧开后放入油菜心、豆腐煮熟即可。

【用法】佐餐食用。

【功效】补充钙、铁、维生素 C。

银耳莲子汤

【原料】莲子 100 克，银耳 200 克，冰糖适量。

【制法】莲子洗净，银耳泡发撕小朵。莲子、银耳一同入锅，加入适量水煮至黏稠。加入冰糖搅拌，起锅即可。

【用法】佐餐食用。

【功效】清心醒脾，养心安神，补中健脾，益肾固精。

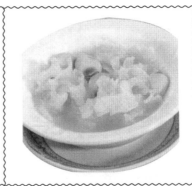

枸杞瘦肉甲鱼汤

【原料】野生甲鱼 1 条（约 500 克），猪瘦肉 200 克，枸杞 30 克，葱段、姜片、蒜瓣、胡椒粉、食盐、白糖、料酒、食用植物油各适量。

【制法】将甲鱼宰杀，整理清洗干净，除甲壳外，其他剁成小块。猪瘦肉冲洗干净，改刀成小块。将枸杞冲洗干净，用清水泡软。锅上火倒入油烧热，投入葱、姜、蒜煸香，放入甲鱼块煸炒片刻，烹入料酒，添加适量清水，放入猪瘦肉，大火烧开，撇去浮沫，转入砂锅中，用小火炖至甲鱼、猪肉熟烂，再放入枸杞稍炖片刻，加入食盐、胡椒粉。

【用法】佐餐食用。

【功效】滋阴养血，补益肝肾。

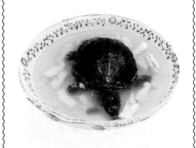

黑米红枣蛋汤

【原料】黑米 50 克，鸡蛋 2 个，红枣 20 克，蕲艾 10 克，蜜枣 15 克，食盐适量。

【制法】蕲艾洗净，用水浸泡；黑米洗净，用水浸泡；红枣去核，洗净；蜜枣洗净。鸡蛋洗净，煮熟后去壳，备用。将适量清水放入煲内，煮沸后加入黑米、去壳的鸡蛋、红枣、蕲艾、蜜枣，大火煲滚后改用慢火煲 1 小时，下食盐调味即可。

【用法】佐餐食用。

【功效】益气补血，暖胃健脾，滋补肝肾。

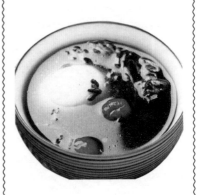

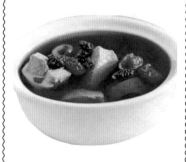

桑葚红枣瘦肉汤

【原料】猪瘦肉 300 克，桑葚 15 克，红枣 20 克，姜片、食盐各适量。

【制法】将桑葚、红枣洗净；猪瘦肉洗净，切块。锅内烧水，水开后放入猪瘦肉滚去表面血污，再捞出洗净。将猪瘦肉、桑葚、红枣、姜片一起放入砂锅内，加入清水适量，大火煲沸后改小火煲约 1 小时，加食盐调味即可。

【用法】佐餐食用。

【功效】善滋阴养血，生津润燥，补中益气，养肝益肾。

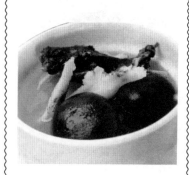

归芪乌骨鸡汤

【原料】乌骨鸡 300 克，当归 10 克，黄芪 20 克，香菇（鲜）30 克，料酒、葱结、姜片、食盐、白胡椒粉各适量。

【制法】将姜拍松；大葱洗净切段；香菇洗净，用刀片开。将乌骨鸡洗净，去除内脏和鸡爪，放进温水里加入料酒用大火煮沸，捞出乌骨鸡，放进清水里洗去浮沫。把乌骨鸡放入砂锅里，把葱结、姜片、香菇、当归、黄芪一起放入锅中，加入食盐，大火煮沸，转小火慢炖，1 小时后开盖加入白胡椒粉和匀，即可。

【用法】佐餐食用。

【功效】滋阴健脾，补肝益肾。

第五节　药茶饮食方

茶饮包括药茶及药饮。药茶是指用茶及药物按一定比例制成的供饮用的液体。茶方有的含有茶叶，有的不含茶叶，也有的药物是经晒干、粉碎制成的粗末制品。药饮是将药物或者食品经浸泡或压榨，煎煮，提取分离而制成的有效成分含量比较高的饮用液体。药膳茶饮不同于其他药膳食品，其基本原料是中药或者茶叶，而食品仅占很小的比例。

养生二子茶

【原料】枸杞子、五味子各 6 克，菊花 3 克，白糖适量。

【制法】将枸杞子、五味子洗净、捣烂，加入菊花和白糖。全部材料置茶杯中，用开水冲泡，加盖稍闷片刻即可饮用。

【用法】不拘时用来代茶频频饮用。

【功效】滋阴补肾。

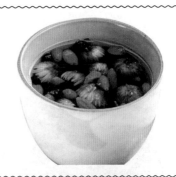

菊花枸杞茶

【原料】枸杞子 30 克，白菊花 10 克。

【制法】将上药放入瓷杯中，用沸水冲泡，加盖闷 15 分钟即可。

【用法】每日 1 剂，代茶饮用，可连续冲泡 3~5 次。

【功效】养肝明目。

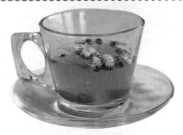

猕猴桃卷心菜汁

【原料】卷心菜 200 克，猕猴桃 1 个，柠檬 20 克，冰块、蜂蜜各适量。

【制法】将卷心菜叶洗净，切小块，入沸水锅中氽水，捞出，与少许冷开水同入榨汁机中搅拌成汁。猕猴桃、柠檬分别去皮，切小块；连同蜂蜜、冰块一起放入卷心菜汁中。再开机搅拌，打匀，倒出即可食用。

【用法】佐餐食用。

【功效】补充维生素 C，增进食欲，促进消化，预防便秘。

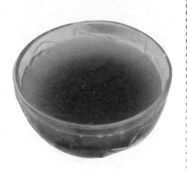

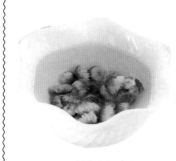

沙苑子茶

【原料】沙苑子 10 克，菊花 3 克。

【制法】将沙苑子洗净捣碎。用沸水冲泡沙苑子和菊花。

【用法】代茶饮用。

【功效】补肾强腰，养肝明目。

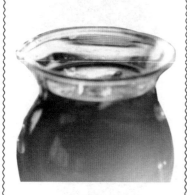

陈皮甘草茶

【原料】陈皮 10 克，甘草 5 克。

【制法】将陈皮、甘草淘洗干净，沥干水气；将陈皮、甘草放入杯中，冲入白开水，加盖闷泡 15 分钟即成。

【用法】代茶饮用。

【功效】补充镁，防治骨质疏松。

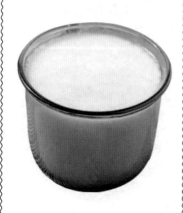

杏仁花生牛奶饮

【原料】甜杏仁 50 克，花生米 30 克，糖 20 克，纯牛奶 200 毫升，椰汁 50 毫升。

【制法】花生米、甜杏仁放入锅，干炒至变色。炒好的花生米、甜杏仁连同 50 毫升牛奶，倒入豆浆机搅拌。剩下的 150 毫升牛奶连同椰汁和搅拌好的花生汁小火煮沸，加糖调味即可。

【用法】代茶饮用。

【功效】补钙，防治骨衰老。

桑寄生茶

【原料】桑寄生（干品）15 克。糖适量。

【制法】将桑寄生用水泡 15 分钟，加水煎煮 30 分钟，加适量糖即可。

【用法】作茶频饮。

【功效】补益肝肾，强筋健骨。

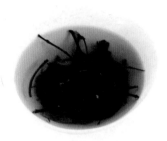

肉桂藿香茶

【原料】肉桂 3 克，藿香 6 克。

【制法】将肉桂、藿香淘洗干净，放入茶杯里；将开水倒入茶杯里加盖，闷泡 15 分钟即成。

【用法】当茶饮用。

【功效】补充锰，防治骨质疏松。

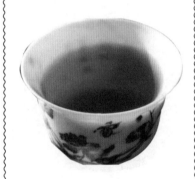

何首乌茶

【原料】何首乌 6 克，茶叶 3 克。

【制法】先将何首乌切成薄片，置于茶杯中，加入沸水后，盖上茶杯盖，闷 10 分钟即成。

【用法】代茶饮用，频频饮之，一般冲泡 2~3 次至味淡为止，每日 2 剂。

【功效】补肝肾，益精血，乌须发，强筋骨。

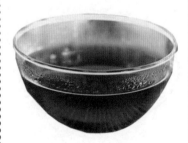

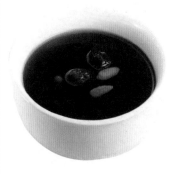

黑豆枣杞茶

【原料】黑豆 30 克，红枣 20 克，枸杞子 10 克，桑寄生 10 克，食盐或糖适量。

【制法】黑豆洗净，用清水浸泡 30 分钟。桑寄生加水煮 30 分钟成汁，滤渣后备用。黑豆、红枣、枸杞子同放入桑寄生汁中，煮至黑豆烂熟，可调成甜味或咸味。

【用法】连渣食用。

【功效】补益肝肾，强筋壮骨。

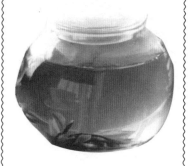

矿泉绿茶

【原料】绿茶 5～10 克，矿泉水 1500 毫升。

【制法】将茶叶放入有盖的茶杯里；把矿泉水倒入开水壶里，煮沸后，迅速倒进茶杯里，并加盖，闷泡 5 分钟即成。

【用法】代茶饮用。

【功效】补氟坚齿，防治骨质疏松。

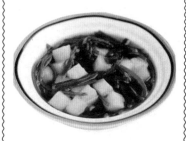

海带白萝卜糖水

【原料】白萝卜 200 克，海带 150 克，冰糖适量。

【制法】将海带切丝，白萝卜切四方丁块。将海带、白萝卜入锅内，加适量清水、冰糖，大火煮开后转小火煮 5 分钟即可。

【用法】代茶饮用。

【功效】补钙补碘，防治动脉硬化，促进有害物质排泄。

糙米杏仁茶

【原料】糙米 100 克，桃仁 50 克，蜜糖或砂糖少许。

【制法】糙米浸泡水中，大约 7~8 小时。扁桃仁洗净，用沸水泡片刻，除去外膜。将糙米和扁桃仁放入搅拌机杯中，加入清水，搅拌到细滑。全部材料一起倒入锅中，加水煮半小时，加少许蜜糖即可饮用（要不停地搅拌，否则会粘锅底）。

【用法】代茶饮用。

【功效】补肝肾，壮筋骨。

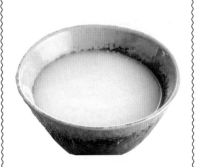

山楂核桃饮

【原料】核桃仁 150 克，蜂蜜 100 克，山楂 50 克。

【制法】核桃仁加适量水浸泡半小时，洗净后再重复加少许清水磨成茸浆，装入容器，再适当加清水稀释调匀；山楂用水洗净放入锅中，加适量清水，在中火上煎 10 分钟取汁，熬 3 次后去渣，将汁浓缩至 1000 毫升左右；锅置火上倒入山楂汁，加蜂蜜，再缓缓倒入核桃浆，边倒边搅匀，烧至汤微沸即可。

【用法】代茶饮用。

【功效】补脑补骨髓。

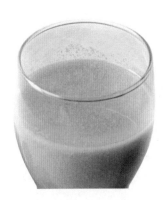

黑木耳红枣饮

【原料】黑木耳 30 克，红枣 50 克，糖适量。

【制法】将黑木耳用温水泡发，择去蒂儿，红枣洗净去核。锅中倒入适量清水，放入黑木耳、红枣、糖煮至沸。去渣留汁即可。

【用法】代茶饮用。

【功效】滋肾养胃，补血补钙。

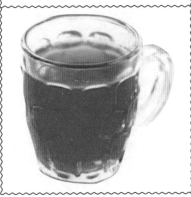

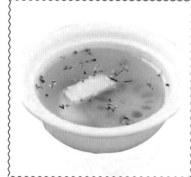

桂花山药莲藕糖水

【原料】山药 200 克，莲藕 150 克，桂花 10 克，糖适量。

【制法】将莲藕和山药都分别去皮洗净，切成片。把莲藕片、山药片、桂花放入锅内加水煮 20 分钟。往锅里加糖搅匀，煮至糖完全溶化即可。

【用法】代茶饮用。

【功效】健脾补肺，益胃补肾，助五脏，强筋骨。